SEDURRE GLI UOMINI:
Strategie di seduzione femminile

di

Francesco Cibelli

"L'attrazione fisica, senza quella mentale,
dura una sera."
(Anonimo)

Hai una cotta segreta per il tuo compagno di università e non sai come approcciarti?

Sei una donna over 50 e temi di aver perso le tue occasioni di felicità e di amore perché la giovinezza sta sfiorendo?

Hai perso un grande amore a causa della tua insicurezza e temi che possa ricapitare?

Vuoi scoprire i meccanismi psicologici della seduzione?

Se la risposta è affermativa questa è la guida adatta a te, rivolta in particolare alle donne, ma utile anche per gli uomini.

Francesco Cibelli, l'autore dei best seller "I segreti del seduttore – Le tecniche del playboy" e "Relazioni di coppia felici: seduzione e strategie per riconquistare l'ex partner", il maestro più amato e recensito in Italia in materia di seduzione, dopo anni di studi di psicologia della coppia e tecniche sperimentate sul campo, ha creato questa guida utile per **sedurre l'uomo dei propri sogni** e **riuscire a mantenere accesa la scintilla del desiderio.**

In questa guida scoprirai:

- Come gestire un primo **approccio vincente**;

- Come dissimulare e affrontare le **ansie da primo appuntamento**;

- Quali sono i **segreti per instaurare una sana e lunga relazione**;

- L'importanza della **fiducia reciproca**;

- Quali atteggiamenti evitare per **non farsi lasciare dall'uomo** dei tuoi sogni;

- Come mantenersi in forma ed avere un **fisico sempre desiderabile**;

- Il gioco della **seduzione over 50**;

- **Dove si annidano gli uomini interessanti**;

- **Come trasmettere la tua bellezza,** anche se ti senti brutta;

- E molto altro!

Non c'è cosa peggiore che stare in disparte e vivere di rimpianti per occasioni sfumate sotto i tuoi occhi!

Non permettere che la tua **timidezza** prenda il sopravvento!

Non lasciare che la **paura** di soffrire ti impedisca di amare profondamente!

Sii coraggiosa, forte, intraprendente, sensuale, dinamica, solare, intelligente! **Amati e sarai amata: là fuori c'è già chi ti sta aspettando a braccia aperte!**

Ecco cosa pensano i lettori di questa Guida:

«Ero timida e non mi sentivo mai all'altezza degli uomini che mi piacevano. Vedevo le mie amiche, anche non belle, conquistare dei veri e propri modelli e non mi spiegavo il perché. Dopo aver letto questa guida ho capito gli errori che facevo ed ora posso far cadere ai miei piedi tutti gli uomini che voglio!» Valentina Delfino

«Da dieci anni amavo il mio migliore amico, ma lui non mi considerava come una possibile partner. Dopo aver letto questa guida, attraverso una strategia articolata, il mio sogno di fidanzarmi con lui si è avverato!» Fiammetta Raiola

«Ho superato la soglia dei 50 anni e credevo che l'arte della seduzione fosse un qualcosa di

riservato ai giovani. Per questo mi stavo lasciando andare: non uscivo quasi più ed ingrassavo. Dopo aver scoperto questa guida per caso, mi sono iscritta a danza ed ho riscoperto l'amore! Grazie all'autore, che mi ha fatto rinascere!»* Graziella Verdi

«*Sono un uomo ed avendo letto altri libri dello stesso autore, non ho esitato ad acquistare questa guida. Ho capito quali strategie usano le donne per sottometterci e ridurci ai loro comandi. Lettura altamente consigliata anche per gli uomini!*» Sergio Ventura

Biografia

Francesco Cibelli è nato a Salerno nel 1977. Nel 2003 si è laureato in giurisprudenza e dal 2004 lavora come funzionario pubblico. Nel 2006 ha conseguito l'abilitazione all'esercizio della professione di avvocato. Ha scritto la silloge di poesie *Cuore Carminio*, 2008, 0111 Edizioni; *Lampi Fulgenti*, 2018, silloge di poesie; *I segreti del seduttore – le tecniche del playboy*, 2018; *Relazioni di coppia felici – Seduzione e strategie per riconquistare l'ex partner*. È molto presente sui social network ed in particolare su Instagram e su Facebook. Ama leggere, la natura e le grandi comitive di amici.

Sommario

INTRODUZIONE

Cari lettori, dopo il successo straordinario dei miei libri "I segreti del seduttore – Le tecniche del playboy" e "Relazioni di coppia felici – Seduzione e strategie per riconquistare l'ex partner" mi è stato chiesto, da parte di molte lettrici, di continuare la mia opera con una guida sulla seduzione femminile, rivolta in modo particolare alle donne.

Consiglio la lettura di questo libro anche agli uomini, in quanto sono esposte tutte le strategie che usano le donne per sottomettere i loro partner, in modo da comandarli, pur facendoli sentire apparentemente liberi.

Ho scritto questa guida dopo anni di studi di psicologia della coppia, tecniche sperimentate sul campo e dopo aver intervistato molte mie colleghe esperte di arte della seduzione.

Per semplicità espositiva mi rivolgerò in modo particolare alle donne.

Care lettrici, mi rivolgo a voi, perché so quanto sia arduo stare in panchina a osservare centinaia di coppie felici e innamorate che ci sfilano davanti agli occhi ogni giorno.

Se stai leggendo questa guida pratica per smussare la timidezza e comprendere quali siano le strategie migliori per affrontare a testa alta una manovra vincente di seduzione sull'uomo dei tuoi sogni, sappi che hai appena fatto la scelta giusta!

Nelle pagine seguenti, ci confideremo a tu per tu come fra due amici di vecchia data: non ti darò istruzioni futili per ottenere le scintille a letto o per essere una *mangia-uomini*. Qui si parlerà soprattutto di conquiste mosse dall'intenzione di far durare la coppia; di gettare le basi per un rapporto stabile e su cui ergere stima, confronto, dialogo, progetti futuri, tolleranza, pace, rispetto reciproco e fedeltà.

Tutto questo si può davvero ottenere! Tuttavia, sebbene la maggior parte di voi si approcci alle relazioni sentimentali con occhi trasognanti e romantici, ambendo al cosiddetto "per sempre", si trascura un piccolo dettaglio: la vita non è un film, né tantomeno un cartone della Disney. La vita di coppia richiede sacrifici, compromessi, rinunce e talvolta dolore e delusione. Siamo così influenzati dalle fiabe che ci sono state raccontate, che quando ci troviamo in una sana relazione d'amore siamo addirittura capaci di auto-sabotarci perché ci soffermiamo sull'unico tassello mancante, ignorando l'elaborato quadro complessivo.

Chi non desidererebbe un rapporto idilliaco come i personaggi della celebre serie tv *How i met your mother*, Lily e Marshall? Li ricordate? Un amore eterno, indissolubile: nato fra i corridoi di un college americano e giunto sino all'altare. Però, sebbene i loro personaggi siano in sintonia e complicità, abbiamo anche assistito con sofferenza alla loro scelta di lasciarsi (fortunatamente per poco)! Questo perché le indecisioni, le rovinose franate al suolo, gli sbagli non intenzionali, le ripicche, le risposte pungenti, le giornate no e molte altre spiacevoli dinamiche fanno parte del gioco di coppia. Quindi smettete, per una buona volta, di illudervi di imbattervi nel Principe Azzurro e focalizzate la vostra attenzione e il vostro dispendio di energie in rapporti autentici, composti da due identità distinte e imperfette che tuttavia, nell'unione, si compensano, e accettate di rimboccarvi le maniche per costruire un futuro radioso e duraturo. Nonostante le avversità, nonostante gli imprevisti, nonostante le incertezze, nonostante le aree buie.

L'eccitante gioco della seduzione ha delle regole, e delle concorrenti spietate convinte che basti accavallare le gambe snelle e nude per far cadere gli uomini ai propri piedi. Niente di più sbagliato!

In questa guida vi parlerò certamente di come sedurre l'uomo dei vostri sogni, ma soprattutto dello scopo ultimo di una vincente conquista: attrarre fatalmente e mentalmente a voi chi dimora nei vostri desideri più proibiti.

Inoltre la vera sfida è continuare a essere il fulcro di una caccia intima, passionale, fantasiosa e complice con il proprio partner, anche al di fuori delle lenzuola!

Siate donne coraggiose e decise.
Siate integre ai vostri valori.
Siate le migliori amiche con cui potersi confidare.
Siate amanti focose e fantasiose.

Siate fidanzate attente e premurose.

Siate mogli comprensive e avventurose.

Siate indipendenti pur ringraziando il vostro uomo per l'aiuto che vi dà.

Siate madri solari e affettuose.

L'amore inizia dalla conquista. Poi si alza il sipario ed è allora che dovrete iniziare a sfoggiare tutte le vostre variopinte sfumature; tutte le vostre magnifiche qualità.

Siate donne incredibili; ma soprattutto, siate sempre fedeli a voi stesse e la vita saprà come ricompensarvi.

Diamo inizio alle danze.

PREROGATIVE PER UN PRIMO APPROCCIO

Fammi indovinare: ti piace quel ragazzo in fondo al locale, vero? Quello circondato da amici, con quell'atteggiamento cordiale e quello sguardo magnetico.

Tutte le tue amiche ne sono al corrente e, se la metà di loro mantiene il segreto, l'altra metà lancia delle battute inopportune quando gli siete in prossimità, facendoti arrossire.

Tuttavia, lui sembra non accorgersi di te e questo ti rattrista, perché tu esisti e vorresti fargli notare quanto vali, seminando il terreno del primo approccio, nella speranza di poter far germogliare qualcosa di speciale e importante fra voi!

Come potresti agire, dunque? Quale potrebbe essere la prima mossa, senza rischiare di essere goffa o sopra le righe? Perché tutte le tue amiche riescono sempre ad apparire fra la folla, mentre tu resti in disparte, raccogliendo sguardi disinteressati?

Attirare l'attenzione del ragazzo che ti piace, in modo costruttivo e che non danneggi la tua immagine, è più facile a farsi che a dirsi! Quindi ora mettiti comoda e impara col mio aiuto a valorizzarti e a esprimere con i fatti il tuo interessamento e i tuoi sentimenti (senza sbilanciarti troppo, o rischieresti di spaventarlo!).

Vedrai che, in men che non si dica, il tuo entusiasmo e il tuo frizzante modo di essere lo coinvolgeranno naturalmente e lui vorrà approfondire la tua conoscenza. E proprio quando si spalancherà questa opportunità, tu saprai come comportarti, perché sarai già stata edotta da questi pratici suggerimenti.

Fase 1
Amati per ciò che sei, senza riserve

Emana felicità e sii realizzata. Concentrati sempre sugli aspetti positivi della tua vita; non accusarti per i tuoi insuccessi.

Gli uomini sono fortemente attratti dalle donne sicure di sé, apparentemente felici e realizzate. In un primo sguardo, una ragazza o donna che emana amore per la propria vita (anche senza un uomo al suo fianco) ha molte più *chance* di essere notata e di destare curiosità. Devi fargli venire voglia di fare parte della tua quotidianità e di farne parte poco alla volta.

In nessun caso, ostentare un atteggiamento scontroso, insoddisfatto e represso può garantirti dei risultati efficienti. Ti soffermeresti mai su un ragazzo che sprizza "disperazione" da tutti i pori e che sembra voler trovare l'anima gemella a tutti i costi? Come se non riuscisse a trovare pace né felicità senza appoggiarsi a una figura esterna che completi la sua esistenza. Neanche per scherzo, vero?

Allora tu cerca di non replicare questo cattivo comportamento, perché raramente qualcuno potrebbe trovarti irresistibile con una tale aura.

Sii fiera della vita che conduci e non sottostare agli standard comportamentali che la società impone al genere femminile. Limitati a essere entusiasta e vedrai il potere energico che sprigionerai tutt'intorno.

Cura, inoltre, la tua crescita personale, le amicizie, la carriera.

Rispetta il tuo corpo e valorizzalo. Nessuno è perfetto, ma neanche completamente imperfetto!

Sebbene i nostri occhi siano giudici severi e poco indulgenti, si saranno pur posati su almeno tre qualità fisiche che apprezzi di te stessa, vero? Se così non fosse, guardati meglio allo specchio, esamina ogni centimetro del tuo corpo e scova le tue bellezze. Dopodiché dovrai cominciare a enfatizzarle adoperando gli abiti, la bigiotteria, il trucco, le acconciature, eccetera.

Se hai qualche chilo di troppo, non nasconderti dietro abiti sformati: risolvi il problema alla radice e torna a splendere.

Fai dell'esercizio fisico per bruciare i grassi in eccesso e tonificare i muscoli (magari aiutandoti con delle Applicazioni per il fitness) e mangia sano. Non appena recupererai sicurezza in te stessa, gli uomini ti noteranno.

A prescindere dall'aspetto del tuo viso, non abusare dei cosmetici. Il trucco è un'arma a doppio taglio: se da un lato risalta gli occhi, nasconde le imperfezioni e dona colorito; dall'altro, se in eccesso, è un segno lampante che non ti piaci abbastanza quando sei acqua e sapone. E l'uomo è ben intenzionato ad avere una donna sì curata, ma che non impiastricci i cuscini ogni notte!

Cerca di non trascurare mai la tua igiene e segui i consigli classici che ci ha insegnato nostra madre: una doccia al giorno, lavarsi i denti dopo ogni pasto, lavarsi i capelli con regolarità, ogni qualvolta che ne abbiamo bisogno, lavarsi il viso appena sveglie, eccetera.

Sono piccoli accorgimenti quotidiani che ti faranno sentire a tuo agio in qualunque occasione, specialmente negli imprevisti.

Non tutte le superfici riflettenti sono degli specchi! Evita di guardare il tuo riflesso ogni volta che sfili dinanzi alle vetrine di un negozio, perché rimanderai un segnale di forte insicurezza. Aspetta di essere nel bagno delle signore per scrutarti.

Parola d'ordine: allegria e sorriso. Alcuni contesti non possono certo agevolare questo nuovo mantra che dovrai perseguire. Tuttavia, essere nella sala d'attesa del veterinario o in coda al supermercato, non potranno limitare il tuo buonumore e la tua positività. Devi cercare di divertirti ovunque tu vada, come se indossassi perennemente degli occhiali in grado di trasformare un mondo grigio in un mondo variopinto e felice. In questo modo, avrai molte più possibilità di essere notata da un ragazzo mentre ti diverti con gli amici, ad esempio. Il sorriso è una delle armi più potenti nell'arte della seduzione.

Non essere troppo insistente. Evita atteggiamenti troppo evidenti, maldestri o fastidiosi, come fissare continuamente il ragazzo che ti piace negli occhi o urlare di gioia, scomponendo la tua grazia, quando lui ricambia il tuo sguardo. Agli uomini non piace avere gli occhi puntati addosso.

All'uomo piacciono le sfide, la caccia, le conquiste difficili. All'uomo piace sedurre, non essere sedotto.

Evita di ridere sguaiatamente per farti notare, di truccarti in pubblico, di fare ripetutamente il giro del locale per farti vedere nella disperata speranza che ti rivolga la parola.

Ricorda che devi farti notare, ma con garbo! O potresti bruciarti la *chance* di conquista.

Tu continua a divertirti con gli amici e goditi la tua serata.

Fase 2
Come guadagnarsi la sua attenzione

Se dovessi passargli davanti, durante la serata, allora **fa che tu sia impeccabile**.

Passeggia verso di lui mantenendo lo sguardo fermo di fronte a te e la schiena distesa. Trova la via di mezzo fra l'essere *snob* e l'essere composta. Non essere né troppo rigida né troppo frettolosa. Lasciagli il tempo per accorgersi di te, del tuo fantastico *outfit* e per fargli capire che potresti fare proprio al caso suo!

Incrocia il suo sguardo. Anche in questo contesto ci vuole il giusto equilibrio: sfoggia il tuo sguardo più seducente e magnetico per un breve lasso di tempo, quella manciata di secondi necessari per instaurare un intenso contatto visivo. Già sarà sufficiente per mostrargli il tuo interesse. Se te la senti e se la sua espressione ti sembra ben disposta, accenna un lieve sorriso.

Gioca bene la partita della prima impressione. Consideriamo che tutto sia andato per il verso giusto: il vostro scambio di sguardi è bastato per farlo avvicinare discretamente a te. Ottimo. A questo punto dovrai accoglierlo con un sorriso riservato e cordiale.

Ricorda che deve essere lui a fare il primo passo, ad avvicinarsi.

Se sarai tu a gestire il primo approccio, a cadere ai suoi piedi, probabilmente trascorrerai, se lo vorrai, una notte di sesso infuocato, ma tutto questo, quasi sicuramente, non porterà a una relazione a lungo termine.

La prima impressione è la partita più difficile da giocare; da quella dipende la vittoria o la sconfitta!

Per aggiudicarti la riuscita dell'impresa, dovrai essere naturale ed approcciarti in modo amichevole. Sii spigliata, divertente e possibilmente con la battuta pronta. Stai alla larga da argomenti cupi o dove ci si deve per forza schierare (politica, religione, eccetera). Devi avere la giusta grinta per una piacevole conversazione. Parla solo di cose allegre.

Avrete tutto il tempo, in un secondo momento, per affrontare temi impegnativi.

Lamentarsi è fuori discussione! Se ad esempio sei triste perché ti è morto il gatto, non dirlo! I ragazzi non tollerano le ragazze petulanti e negative.

Rilassa il tuo corpo e i tuoi gesti. Il linguaggio del corpo non farà altro che smascherare ciò che realmente stai provando: imbarazzo? Tensione? Paranoia? Eccitazione?

Sii fiduciosa e pronta a intraprendere la conversazione. Cerca di non incrociare le braccia al petto o apparirai chiusa e indisposta. Non torturare l'orlo dei tuoi vestiti, altrimenti ti mostrerai nervosa e a disagio.

Puoi invece inclinare la testa su un lato per ascoltare il ragazzo, di modo da risaltare il collo. Se, poi, le cose stanno procedendo bene, osa un primo approccio fisico appena velato: una mano appoggiata al braccio in risposta a una battuta, ad esempio.

È fondamentale che tu mantenga il contatto visivo: dagli tutta la tua attenzione. Non guardarti intorno come se cercassi un altro interlocutore e, soprattutto, il cellulare lascialo nella borsa! Altrimenti, la tua agitazione potrebbe fargli credere che tu non sia interessata a conoscerlo e ti lascerà da sola.

Spero che tu sappia flirtare. Questo è l'ABC della seduzione, mia cara!

Se ti senti a tuo agio, prendilo in giro (senza esagerare!) e lascia che anche lui ti punzecchi. Dimostragli che sei una ragazza alla mano, che non si offende e che si presta allo scherzo, con moderazione.

Gioca con i tuoi capelli e magari passati la punta di qualche ciocca sulle labbra umide; mordicchia il labbro un paio di volte.

Va bene essere amichevoli, ma deve anche passare il messaggio corretto o finirai per aver trovato un nuovo amico irraggiungibile.

Plasma l'atmosfera ideale e lascia che siano i tuoi gesti a parlare. Non dovrai esporti dicendo che è sexy o cose similari; gioca con i mezzi che hai a disposizione per creare contatto e intimità. Usa la fantasia e un pizzico di malizia!

Fase 3
Mantieni vivo il suo interesse

Racconta brevemente chi sei. Sapresti definirti in poche battute? Cos'è che ti rende felice? Quali sono i tuoi hobby? Avete degli amici in comune? Ami gli animali?

Coinvolgilo nei tuoi interessi e mantieni vivo l'entusiasmo. Cerca di conoscerlo e di capire se c'è feeling e se avete delle passioni in comune (aiutano molto in un rapporto stabile e duraturo!).

Cerca di non essere la sola a chiacchierare, lascia anche a lui lo spazio per risponderti e intervenire. Se doveste accorgervi di avere pareri discordanti su un argomento frivolo, magari l'opinione di un film appena uscito nelle sale cinematografiche, non mostrarti scontrosa o accecata dalla tua idea, ma allo stesso tempo non fingere di pensarla come lui a tutti i costi (significherebbe mentire e nascondere ciò che sei realmente). Argomenta invece in modo simpatico e pacato il motivo del perché, quel film che lui ha tanto apprezzato, a te non ha convinto.

Per continuare ad alimentare la conversazione e fornire nuovi gradevoli spunti, ponigli qualche domanda (una alla volta o sembrerà un interrogatorio!). Ad esempio, chiedigli che cosa farà nel week-end; se lavora o se ha proseguito gli studi, eccetera. Assicurati che entrambi stiate partecipando alla conversazione in parti uguali. Non monopolizzare l'allegra chiacchierata!

Hai individuato gli interessi comuni? Da quanto tempo ti piace questo ragazzo? Vuoi dirmi che non gli sei già amica sui social da qualche mese? Scommetto che segui attentamente ogni post che pubblica, che sia esso una foto, una frase o un evento a cui dichiara di partecipare.

Se hai già avuto modo, attraverso i canali virtuali, di capire quale musica ascolta, quali paesi esteri ha visitato, quali sono i suoi hobby, eccetera, avrai già il coltello dalla parte del manico.

Se la chiacchierata non vira verso argomenti in comune, aiutati con le informazioni di cui disponi e preparati a parlare per ore di quel concerto a cui entrambi siete andati. Pensa che coincidenza! Sai quanti altri canali argomentativi si apriranno?

A questo punto, non devi fare altro che ricordargli di quel favoloso evento che si terrà la prossima settimana a pochi chilometri dalla vostra città. Se tutto sta procedendo correttamente, lui saprà cogliere l'occasione e **farà in modo di assicurarsi un'uscita insieme**. Il pretesto migliore, sarà proprio quello di fare leva sugli interessi comuni.

Se non coglie l'allusione (purtroppo capita, anche se è evidentemente interessato a te potrebbe essere molto timido), allora dovrai esporti un po' di più e fargli sapere velatamente che ti piacerebbe passare del tempo in sua compagnia. Non essere troppo esplicita però, o ti priverai delle magiche emozioni contrastanti dei primi appuntamenti! Non svelare mai troppe carte tutte insieme. L'uomo deve sempre avere l'impressione di essere il cacciatore.

Nei giorni successivi al primo contatto, **utilizza sporadicamente i social media**. Se non ti ha chiesto il numero di cellulare alla vostra prima chiacchierata, è comunque buona abitudine far sì che si ricordi di te: lasciare qualche reazione simpatica ai post che pubblica può essere d'aiuto per mantenere vivo l'interesse nell'attesa del prossimo incontro. Tuttavia, non essere assillante, non andare a mettere "mi piace" a tutte le sue foto fino al giorno dell'iscrizione (sarebbe da vera stalker!) e non essere la prima a visualizzare i suoi nuovi contenuti o potresti compromettere l'idea che si era fatto di te. Non dargli mai la certezza di averti conquistata!

ANSIA DA PRIMO APPUNTAMENTO

È arrivato il momento.

Vi siete scambiati il numero. Avete messaggiato in numerose occasioni sui social e tramite WhatsApp e adesso i tuoi occhi sono imbambolati su quella fatidica proposta: uscire insieme, da soli.

Ti sale un groppo alla gola, le mani ti sudano e hai il batticuore.

«Sarò all'altezza? E se poi cambia idea, conoscendomi meglio?

Che cosa posso indossare? Un vestito sarebbe troppo formale, e jeans e maglietta troppo amichevole.

Di cosa parleremo? E se andrà male, come lo capirò?

Lo saluto con un abbraccio, una stretta di mano o un bacio sulla guancia?

Bacio. Oddio il primo appuntamento impone almeno un bacio! Altrimenti cosa racconterò alle mie amiche?»

I tuoi travolgenti dubbi arrivano sino a me. Li sento, poiché qualunque ragazza, diventata poi donna, li ha portati con sé almeno una volta nella vita; questo vale ovviamente anche per noi uomini.

Il copione dell'innamoramento è sempre lo stesso: prima ci sono gli sguardi ammiccanti, poi un sorriso corrisposto, il primo «ciao», il principio di qualche imbarazzante chiacchierata e poi improvvisamente sboccia l'amore. A volte, senza neanche sapere cos'è avvenuto nel mezzo. Prima si è due sconosciuti, poi non si capisce come si è potuto vivere tanto senza l'altro.

Sforziamoci dunque di svelare cosa accade nel mezzo, iniziando con il primo appuntamento tanto desiderato.

L'agitazione è una compagna ingrata, non portarla con te. Fai un bel respiro e leggi i miei consigli per un appuntamento da ricordare.

Non puntare alla perfezione, punta al divertimento e alla leggerezza.

Fase 1
Outfit

Non ci sono regole fisse a riguardo, però nella scelta del look dovrai essere scrupolosa e indossare degli abiti che oltre a risaltare i tuoi pregi, rispecchino il tuo gusto e la tua personalità!

In amore, come in tutti gli altri ambiti della vita, tieni sempre fede a te stessa.

Se ha deciso di organizzare un'uscita con te, è perché gli hai fatto una buona impressione in precedenza, non credi? Quindi non hai motivo di agitarti tanto né di stravolgere il tuo stile. Se sei giunta al primo appuntamento, qualcosa di buono lo hai già ottenuto! Quindi non indossare abiti succinti o tacchi vertiginosi su cui rischi di capitombolare e aggiudicarti una pessima figura che lui farà in modo di ricordare ai posteri. Non ce n'è alcun bisogno.

Chiaramente, dovrai prestare attenzione al contesto: se ti ha invitata a cena fuori in un ristorante raffinato, dovrai sfoggiare un abito elegante ma che raffiguri comunque la tua personalità.

Va da sé che, se ti ha invitato a una passeggiata al parco, un paio di jeans e una maglietta con accessori coordinati ti farà ottenere la stessa approvazione.

Fase 2
La scelta del luogo

Questa decisione è già più spinosa del look.

Tieni bene a mente che si tratta di un'uscita fra due persone che si conoscono a malapena. Quindi, quante probabilità abbiamo di azzeccare il locale che vada a nozze con i gusti di entrambi?

Parlo di locale perché la scelta di una cena al ristorante è un sempreverde; tuttavia nasconde più di un'insidia.

La prima criticità è appunto il posto e le infinite possibilità di scelta: un kebab è troppo informale? Un ristorante pluripremiato tutta apparenza e poca sostanza è accettabile? E se uno dei due fosse vegetariano o vegano? O se ci fossero intolleranze su cibi troppo speziati e tu proponessi un locale indiano?

Sarebbe un flop assicurato.

Purtroppo un'altra insidia riguarda l'aspetto economico. Chi paga? Si divide il conto? La ragazza dà per scontato che sia l'uomo a pagare?

Per quanto l'appuntamento potrebbe andare bene, lui non potrà mai sapere a quale schieramento facciate parte voi. Siete di quelle ragazze femministe convinte, felicemente indipendenti, volenterose di pagare la propria parte perché non credete negli stereotipi; o siete il tipo di ragazza che alla proposta di un conto separato si immusonisce perché ritiene d'obbligo i cosiddetti "ruoli di genere"?

Indipendentemente dalla tua fazione, mettendoti nei panni di un uomo al primo appuntamento, è più che lecita la sua esitazione nel dover scegliere che comportamento adottare. Voi donne, sapete essere dei veri rompicapi.

Quindi, in entrambi i casi, cerca di essere rispettosa e grata della serata trascorsa insieme. Se anche non avesse pagato lui, non è affatto un cattivo segno!

Se la sua scelta fosse invece dipesa da una forma di egoismo, taccagneria e superficialità, tranquilla che non ci vorranno più di cinque uscite per smascherarlo. E a quel punto, spetterà a te decidere se accettare questo suo lato caratteriale.

Se pagasse il conto, in ogni caso, sarebbe un ottimo segnale.

E se invece il primo appuntamento fosse fra le poltrone di un cinema? Scelta saggia per rompere il ghiaccio e avere un argomento di conversazione non appena iniziano i titoli di coda.

L'unica insidia, in questo caso, è la scelta del film. Provate a consultarvi con sincerità e valutare una pellicola cinematografica che possa interessare mediamente a entrambi. Se amate gli stessi generi (fantasy, drammatici, horror, eccetera) sarà un perfetto connubio.

Discorso analogo vale per le mostre e per i musei.

Un giusto compromesso potrebbe essere quello di depennare qualunque attività e concentrarsi sulla conoscenza dell'altra persona. Quindi perché non farlo di fronte a un gustoso aperitivo o un fresco cocktail?

Anche una passeggiata al parco potrebbe essere la scelta risolutiva.

Entrambe le occasioni sono informali e rilassanti e concedono il tempo e l'atmosfera per mettersi a proprio agio. Inoltre, se le cose procedono per il meglio avrete la possibilità di prolungare l'appuntamento, altrimenti potrete interrompere senza troppi drammi né fraintendimenti l'uscita. Qualunque scusa andrà bene, a quel punto.

Fase 3
Argomenti da trattare

Gli ingredienti indispensabili per una buona partenza sono la naturalezza e la spontaneità. Tuttavia, tali ingredienti non andrebbero mischiati con alcuni argomenti, quali la politica e la religione. Sei davvero sicura di voler intavolare tali discorsi? Sei sicura di riuscire a gestire il confronto con diplomazia?

Il mio consiglio è di rimandare ad altre occasioni. Più avanti nel tempo, quando avrete costruito una maggiore confidenza.

Certo, scoprire agli albori che il ragazzo per cui hai una cotta ha delle visioni profondamente opposte alle tue su questioni così importanti che condizionano la nostra vita ti potrebbe far risparmiare sofferenze, illusioni e soprattutto tempo; però abbi pazienza. Anche perché può esserci compatibilità su cose molto più intime e concrete che un'ideologia politica o religiosa ed è bene che tu possa esplorare la sua mente con serenità, senza pregiudizi di ogni forma.

Altri argomenti tassativamente da schivare sono il sesso e gli ex! È inoltre opportuno evitare di pavoneggiarsi della propria posizione sociale, lavorativa o economica. Tutti questi atteggiamenti non farebbero altro che farvi apparire presuntuose e piene di voi.

Altri argomenti off limits sono le tragedie familiari e i vostri sogni di nozze! Evita di spiattellare il desiderio di un luccicante matrimonio e di un parto plurigemellare dopo un paio di drink.

Evita poi come la peste di mostrarti insicura.

Una volta, in un bar, uscii per la prima volta con una ragazza di nome Daniela, molto carina, che avevo conosciuto a una festa.

Mi aveva colpito la sua riservatezza e, ovviamente, la sua bellezza. Oltre a ottenere il suo numero di telefono, fino a quel momento, non avevo scambiato che un paio di battute.

Notai dall'inizio che era molto insicura: tremava con la mano; approvava tutto quello che dicevo; sudava e respirava forte.

Poi mi cominciò a fare domande strane: «Ti stai divertendo con me?»; «Sicuro che non ti stai annoiando?»; «Perché hai guardato la cameriera?»; «Ho qualche possibilità di diventare la tua fidanzata?».

È quasi inutile che vi dica che finsi che mi stavano telefonando e inventai che dovevo andarmene perché avevo avuto un lutto in famiglia.

Se non vuoi che qualsiasi uomo scappi a gambe levate, non fare mai le domande di Daniela!

Prediligi quindi argomenti non troppo impegnativi: hobby, vacanze, amicizie, uscite, aspirazioni. Poi, ti ripeto, sii scherzosa e spensierata.

Fase 4
Incontrarsi sul luogo o farsi passare a prendere?

Certo farsi passare a prendere sarebbe una bella comodità: ti eviteresti il traffico stressante, la magra figura se dovessi arrivare in ritardo e la difficoltà nel trovare parcheggio.

Però sei proprio sicura di voler dipendere dal tuo accompagnatore? Tieni bene a mente che è pur sempre un primo appuntamento.

Se l'appuntamento dovesse rivelarsi uno strazio? Finché lui non vorrà riaccompagnarti dovrai sorbirti la tortura!

E se avessi conosciuto il ragazzo tramite un sito di incontri e, trovandotelo sotto casa, non rispecchiasse minimamente le foto del profilo?

Quindi, per evitare di rimanere incastrata in situazioni imbarazzanti, ti consiglio di essere autonoma!

Un altro consiglio: non essere mai puntuale. Fai sempre cinque o dieci minuti di ritardo.

Devi farti desiderare e non devi mai dare al ragazzo l'impressione che lui sia troppo importante. Ovviamente, non fare aspettare mezz'ora: sarebbe cattiva educazione!

Fase 5
Quali sono gli indizi di un reale interesse?

Ricapitolando: sei di fronte al ragazzo dei tuoi sogni. Lo hai studiato per giorni o mesi da debita distanza; sei riuscita a farti notare e a combinare il primo appuntamento. Forse stai già sentendo le campane della chiesa in sottofondo; però vacci piano. Tutto è ancora da stabilire.

Come puoi capire se c'è davvero dell'interesse nei tuoi confronti?

Il primo buon indizio è se è arrivato puntuale, o addirittura in anticipo, al vostro appuntamento. Un punto per te!

Ci sono altri tre punti per te se, mentre parlate, fa di tutto per sfiorarti e per cercare un contatto fisico e, nello stesso tempo, mantiene il contatto visivo ed esprime dolcezza e desiderio.

Un altro indizio confortante e incoraggiante è se parlate in modo fitto, senza lunghe pause, silenzi imbarazzanti o consulti vari sui *social media*. Ottimo, poi, se durante l'appuntamento mette da parte il cellulare.

Se scoprite di avere molti interessi in comune, hai buone probabilità che ti chieda di uscire un'altra volta.

Fase 6
Bacio o non bacio? Sesso al primo appuntamento?

Cosa prevede il galateo in questi contesti?
C'è un "giusto" e uno "sbagliato"?
Un "presto" o un "tardi"?
Se vuoi una relazione a lungo termine, assolutamente è da escludere il sesso al primo appuntamento; anzi meglio escluderlo per un mese intero.

Se si vuole conquistare un uomo nel lungo periodo bisogna farsi desiderare e farsi "scoprire" lentamente e progressivamente. All'uomo piacciono le sfide, le cose difficili da conquistare.

Farlo al primo appuntamento per compiacere il partner vuol dire non amare completamente te stessa.

Ma anche farlo perché lo desideri, non è una scelta strategica. Una volta ottenuto ciò che vuole, l'uomo non ha più nulla da desiderare: da un punto di vista sessuale, ha scoperto quasi tutto. Inoltre potrebbe pensare che fai sesso con tutti al primo appuntamento ed inquadrarti come una ragazza "facile".

Già so cosa potresti obiettare: siamo nel 2020, ancora fai questi discorsi?

Cara, ti assicuro che la quasi totalità degli uomini, anche se fingono di essere moderni, sulle relazioni di coppia sono dei veri e propri cavernicoli. La maggior parte degli uomini distinguono la donna "facile" da portare a letto la sera stessa e la donna "seria", quella in teoria da sposare.

Vi racconto brevemente una mia storia. Per anni ero stato innamorato di una mia amica della comitiva di nome Adriana: bruna, occhi azzurri, fisico da modella. Mi ero dichiarato più volte, le avevo dedicato poesie, avevo trascorso notti intere a pensare a lei. Per me era una "regina irraggiungibile".

Una notte, insieme alla comitiva, eravamo andati in discoteca e, inaspettatamente, Adriana si mise a ballare con me, mi guardò negli occhi e mi fece capire che avrei potuto baciarla. Non me lo feci dire implicitamente due volte e subito assaporai il gusto delle sue labbra carnose, una volta, più volte, mille volte. Poi le chiesi di appartarci e lei non aspettava altro. Andammo a casa mia e tutto quello che avevo sognato di fare con lei negli anni precedenti, si avverò.

Quella notte fu bellissima, mi divertii; ma fu una delle tante notti di sesso che avevo già vissuto con altre ragazze. Io che avevo sempre idealizzato Adriana, scoprii che farlo con lei non era tanto diverso che farlo con un'altra. Anzi, confrontandola con altre ex, aveva anche qualcosa in meno. Da quella notte Adriana smise di essere la mia "regina irraggiungibile". Qualche giorno dopo mi richiamò per uscire, ma io, che da qualche giorno stavo frequentando un'altra ragazza, le dissi che ero impegnato.

Raccontai questa storia al mio amico Antonio, che sapeva quanto avessi desiderato in passato Adriana, e lui rimase sbalordito dalla mia scelta.

In realtà la chiave di lettura è questa: la nuova ragazza con cui mi frequentavo era tutta da scoprire e per andare oltre il bacio mi fece aspettare oltre tre mesi. Con Adriana non avevo più nulla da scoprire: il carattere lo conoscevo benissimo; inoltre, in una sola notte, da un punto di vista sessuale, avevo già scoperto tutto quello che c'era da scoprire.

Pertanto, cara, niente sesso al primo appuntamento! E, per evitare che ti vengano strane idee durante la serata, ti do due consigli: non depilarti nulla e indossa le peggiori mutande che hai (se hai quelle della nonna vanno benissimo). In questo modo anche se sarai presa dal desiderio più irrefrenabile, per una questione di pudore, non avrai il coraggio di mostrare i tuoi "cespugli" e il tuo "mutandone".

È consigliabile baciarsi al primo appuntamento?

Ricorda che tu sei preziosa e un tuo bacio è prezioso. All'uomo poi piacciono le donne che si fanno desiderare. Se lo baci al primo appuntamento lui potrebbe, tra l'altro, pensare che, dopo una sola uscita, sei abituata a baciare tutti gli uomini.

In teoria non ci sarebbe nessun problema a baciare con ardore al primo appuntamento. Tuttavia, strategicamente, è meglio dare l'impressione che un bacio sia qualcosa di intimo, importante, che non si può dare a tutti, e soprattutto non subito.

Nella mia esperienza, le ragazze che mi hanno negato il bacio al primo appuntamento sono diventate ai miei occhi più preziose: non ho mai amato le conquiste troppo facili.

Pertanto, fai spasimare un po' il tuo corteggiatore!

E se lui provasse a baciarti? In questo caso, ti sottrarrai alla presa e, educatamente, spiegherai che sei all'antica su alcune cose e che ti baci solo dopo un certo periodo dalla frequentazione, se c'è interesse reciproco.

E cosa fare se sei stata bene, lui rappresenta il tuo ragazzo ideale, tra di voi la tensione ed il feeling sono stati palpabili e sei sicura che lui potrebbe essere l'uomo della tua vita?

In questo caso, ti consiglio comunque di non andare oltre il classico bacio "a stampo", preferibilmente alla fine dell'incontro.

Fase 7
E dopo l'appuntamento?

Successivamente all'appuntamento ti sentirai soffocare da innumerevoli dubbi e dalla scalpitante trepidazione.

«Sarà stato bene come lo sono stata io?
Dopo quanto tempo posso scrivergli un messaggio o quando lo potrò chiamare?
E se lo ringrazio del tempo che abbiamo trascorso insieme e vediamo che succede?»

Stai ferma! Nel modo più assoluto. Usa il buonsenso! Quindi morditi la lingua prima di telefonargli dopo appena un'ora dall'appuntamento! Tagliati la mano prima di inviare messaggi super sdolcinati, disperati o al limite dello stalking. Fallo per te stessa.

I messaggi in cui si chiede un riscontro sono odiati dagli uomini. Inoltre daranno l'impressione che la conquista sia stata fatta e faranno calare la tensione.

In linea generale, mentre le donne si fanno mille paranoie, gli uomini anche se sono stati bene in tua compagnia non sono grandi calcolatori, quindi potrebbero scriverti anche dopo solo qualche ora.

Tuttavia, se questo non accade, nulla ti vieta di fare il primo passo. Ma non prima delle ventiquattro ore. Però se non ti risponde immediatamente, non iniziare a ricadere nella paranoia totale.

Ti concedo di farti qualche paranoia solo se dopo due o tre giorni dall'appuntamento ancora non hai ricevuto sue notizie. Quello è un cattivo auspicio. Un campanello d'allarme. Potrebbe significare che per lui la faccenda sia già terminata.

Se vuoi toglierti ogni dubbio, scrivigli o chiamalo direttamente; magari è solo un malinteso e ti dirà che i troppi impegni lo hanno costretto a estraniarsi dalla realtà e si prostrerà ai tuoi piedi chiedendo il tuo perdono. Diversamente sarà freddo e distaccato e ti intimerà di lasciarlo stare.

Nella peggiore delle ipotesi ignorerà i tuoi messaggi, o magari ti bloccherà su tutti i social.

In questo caso, te ne prego, non sprecare altro tempo per lui. Questo uomo non fa per te. Ti meriti di meglio che un ragazzo che ti ha fatto *ghosting* senza motivi apparentemente validi.

I SEGRETI PER INSTAURARE UNA RELAZIONE DURATURA

Attenzione!

Le insidie del mondo tecnologico e moderno di cui siamo spettatori e consumatori sono dietro l'angolo.

Perché i nostri nonni e bisnonni non hanno mai preso in considerazione il divorzio e non sono corsi a firmare le carte quando c'è stato il via libera?

Perché in tempi di guerra ci si amava autenticamente e si sopportava la distanza pur ricevendo un paio di lettere l'anno (sempre se arrivavano a destinazione)?

La risposta ci arriva ancora una volta dalla scienza, che ha dimostrato che le relazioni fra le nuove generazioni raramente sono profonde e, tutt'al più, sono fragili. Si sparpagliano come cenere al vento al primo ostacolo.

Il motivo è semplice: l'etica e la cultura delle relazioni non vengono rispettate.

Quali sono i pilastri su cui si reggono le relazioni?

Vediamo i quattro segreti che possono influenzare positivamente la tua relazione e avvicinarla al "per sempre" che hai sempre tentato di ottenere.

Prima di procedere, però, voglio spendere alcune frasi sul significato di una *relazione sana*, che non vuol dire ricca di sesso e scevra di alcuna affinità comunicativa. Non vuol dire che uno dei due deve prevaricare sull'altro né tantomeno che ci siano tracce di violenza verbale, fisica o psicologica. Badate bene: una relazione sana affonda le sue radici nel rispetto, nella volontà e nella fiducia reciproca.

Se vi unirete a una persona che vi gratifica e con cui poter affrontare serenamente ogni ostacolo (come una vera squadra!) potreste assicurarvi una vita di coppia fantastica che vi rafforzi la salute, che vi incrementi il buonumore e che migliori i vostri rapporti con gli altri. Diversamente, se trascurate questi aspetti fondamentali, verrete prosciugate delle buone intenzioni, dell'energia vitale e del vostro stesso spirito gioioso.

Le relazioni sono un vero e proprio investimento: ci possono rendere ricchi o ci possono impoverire.

Non fate troppi paragoni con le amiche, i parenti o vari conoscenti. Ogni coppia è a sé e agisce secondo proprie dinamiche. Le donne e gli uomini si uniscono in coppia per tante ragioni diverse. Si può prendere spunto da quella coppia felice che ammiri tanto, ma non è detto che si possa replicare il loro affiatamento. Però, si può iniziare a focalizzarsi sui principi di base da alimentare, affinché la relazione che si sta imbastendo sia sana e abbia la possibilità di durare a lungo, o meglio, per sempre.

Fase 1
Coinvolgimento

Fate in modo di mantenere viva la fiamma che vi ha fatto innamorare.

Occorre conquistare ogni giorno il proprio partner, con attenzioni, piccole sorprese, e bisogna fare di tutto per continuare a piacere.

Dopo un matrimonio o una convivenza, la coppia non va in pensione. I sentimenti vanno nutriti. Bisogna continuare a curare il proprio fisico e continuare ad attrarre la persona amata.

Per continuare ad attrarre non bisogna mai dare nulla per scontato. Ogni tanto far ingelosire il partner non può che essere un'ottima strategia per ravvivare il fuoco che si sta spegnendo.

E anche la vita sessuale è importante: anche dopo anni si devono sempre scoprire nuove cose insieme e lasciarsi trasportare dall'ardore.

Se stai vivendo un rapporto di coppia e lo fai una volta al mese, c'è qualcosa che non va. Prima che sia troppo tardi, cerca di ravvivare il desiderio e renditi desiderabile. Prima che lui trovi le sue soddisfazioni altrove. L'amore è la cosa più bella, ma è anche una milizia: bisogna combattere con le unghie e con i denti per vivere al meglio la relazione di coppia.

Molte coppie, quando gli anni passano, si accontentano di una pacifica coesistenza. Tuttavia, a quel punto, i componenti della coppia hanno sviluppano un acuto senso di indipendenza e, di fatto, non hanno alcun bisogno del partner. Questo fa sì che nessuno dei due si senta in realtà parte di un'unione, né si partecipa più insieme alla vita di tutti i giorni.

Per evitare questo occorre comunicare quotidianamente: il silenzio è il primo gradino verso una precipitosa discesa fatta di disinteresse e distanze affettive. Quando vi troverete a dover parlare di cose importanti, potreste accorgervi di quanto sia difficile comprendersi, giunti a quel punto.

Fase 2
Non temere le discussioni

Litigare non piace a nessuno. Tuttavia, nel corso della vita, dovrete scontrarvi anche con questa scomoda realtà. Ma ci sono anche degli aspetti positivi: discutere significa avere un'identità e non sottomettersi di fronte a qualunque scelta altrui. In una coppia, gestire i litigi è fondamentale se si vuole un rapporto stabile e duraturo nel tempo.

Ma come risolvere i conflitti?

Il sesso non è sicuramente uno strumento per dissimulare la fine della questione, esattamente come non lo è tenere il muso, non parlarsi e qualche giorno dopo fare finta di nulla e riprendere la normalità. Entrambi gli atteggiamenti sono immaturi e, alla prima occasione, tornerete ad azzuffarvi per le stesse ragioni. Questo perché non avete comunicato e trovato alcun compromesso!

Il mio consiglio è quello di mettervi comode e affrontare i due punti di vista con ragionevolezza e rispetto. Lo scopo è quello di trovare il giusto compromesso.

Ricordate che, nell'affrontare il litigio, il tono di voce deve mantenersi pacato: urlare non avvalora il vostro pensiero; semmai crea confusione e il partner controbatterà alzando ancora di più i toni per far sentire la sua voce in mezzo a tutto quel baccano. E quale sarà il risultato? Peggiorerete la situazione!

Una strategia per dirimere i litigi consigliata da autorevoli psicologi delle relazioni è quella di isolarsi e scrivere una lettera d'amore.

Questa lettera deve essere strutturata in tre punti: occorre chiedere scusa al partner per aver litigato, alzato la voce o, comunque, per qualche mancanza nei suoi confronti; bisogna poi, con moderazione, esprimere le proprie ragioni e il proprio punto di vista, senza accusare la persona amata; infine bisogna giustificare in qualche modo le presunte mancanze del partner, concludendo la lettera con un «Ti amo».

I vantaggi della strategia della lettera sono evidenti: da un lato, prendendosi il tempo per riflettere, si evita di urlare o ferire il partner con parole crude; dall'altro, si pongono le basi per una mediazione del conflitto, che è lo scopo finale cui bisogna tendere.

Come recapitare la lettera? Per le più romantiche, consiglio di scriverla e consegnarla a mano, facendola leggere nel modo classico. Per le altre, invece, consiglio di fissare nella mente i punti essenziali della lettera e discuterne con calma con la persona amata.

Vi posso assicurare che, nella risoluzione delle liti, le lettere d'amore funzionano!

Uno dei segreti per una relazione duratura, dunque, non è evitare i litigi, anzi! Dovete sentirvi libere di esprimere il vostro parere, ma dovete saperlo fare con delicatezza e amore. Mai aggredire il partner, umiliarlo (magari aspettando che siate in compagnia di amici per fargli più male), o insistere al fine di far prevalere le vostre ragioni.

La ragione non è importante. Il vostro rapporto lo è. Ed è per quello che dovete combattere!

Fase 3
Mai annullarsi

È pressoché impossibile trovare una persona che soddisfi tutte le vostre necessità a 360°. L'anima gemella esiste solo nei romanzi. Esistono invece anime affini, che ci rendono felici e ci completano.

Anche per questo è importante coltivare i propri interessi, i propri hobby, le attività che amavate fare prima della vita di coppia.

Soprattutto è importante continuare a coltivare le amicizie vere, le amicizie di sempre, quelle che vi fanno sentire in armonia.

Spesso gli amici durano tutta la vita, ci sostengono nel momento del bisogno, condividono gioie e dolori. Quando si frantuma una coppia, invece, due persone che si sono giurate amore eterno, spesso, diventano due estranei o, addirittura, due nemici.

Se trascurerete la vostra identità specifica, il vostro IO, vi spegnerete lentamente e proietterete stress e frustrazione sulla coppia. Ricordate che prima di tutto siete un individuo unico. Bisogna prima amare sé stessi; poi il proprio partner. Solo così si creerà un rapporto di coppia felice, gratificante, stimolante.

Fase 4
Sii onesta e comunica apertamente

Se nella vostra comunicazione di base, riuscite a esprimere liberamente le vostre esigenze, le vostre paure più intime e i vostri desideri, allora consoliderete il rapporto e la fiducia ne sarà ripagata! Molto spesso, in questo caso, il partner si aprirà allo stesso modo.

Se siete voi ad ascoltare il partner, ricordate di non deriderlo, sminuirlo o aggredirlo, anche se vi sta facendo notare delle cose poco piacevoli. Cercate invece di apprezzare l'onestà, ma pretendete comunque che si rivolga a voi sempre con rispetto. Se non manterrete il controllo, la volta successiva, la persona amata potrebbe tenersi tutto dentro, creando così le prime distanze deleterie per la vita di coppia.

COSTRUIRE LA FIDUCIA IN UN RAPPORTO

Nel capitolo precedente abbiamo introdotto i pilastri su cui si poggiano le basi per una relazione solida nel tempo.

Abbiamo accennato anche alla fiducia, ma occorre più che una menzione, relativamente a un tema così delicato. Perché senza la fiducia non esiste alcuna relazione. Ci vuole molto tempo per avere piena fiducia in un partner e non è certo dopo il primo appuntamento che si potrà nutrire questo appagante sentimento nei suoi riguardi.

Tuttavia, bisogna anche sapere come si fa, nel dettaglio, ad alimentare questo senso totalitario di appartenenza all'altra persona. Altrimenti si rischia di faticare molto per ottenere solo dei discreti risultati e, al minimo intoppo, si regredisce ai primi livelli.

Come si fa a evitare che germogli il seme della sfiducia?

La maggior parte delle coppie ritiene che la fiducia riguardi esclusivamente la fedeltà sessuale; tuttavia, sebbene si tratti di un elemento importante, ci sono molti altri elementi su cui soffermarsi. Vediamo di cosa si tratta e approfondiamo gli aspetti sui quali occorre agire!

Fase 1
Avere un'immagine chiara della coppia

Sembrerà scontato, ma il primo ingrediente per una vita di coppia straordinaria e duratura è l'essere fedele. Se non lo ritieni un aspetto di grande rilevanza, allora forse non dovresti cimentarti in una relazione di coppia stabile e quindi illudere il partner su qualcosa che non si può concretizzare. Entrambi devono essere fedeli, non basta che solo uno lo sia. Poiché, se uno dei due partner è infedele, la relazione diviene rapidamente impossibile da portare avanti. Per ovvi motivi, tra i quali l'amore ed il rispetto verso se stessi.

Nella vita ti capiterà sicuramente di chiacchierare con persone che hanno subito un tradimento, magari coppie sposate, magari la tua migliore amica, magari è successo a te in prima persona! Come saprai, alcuni sono in grado di superare il trauma del tradimento, "accettando" le motivazioni che hanno spinto il partner ad agire in tal modo. Tuttavia, è inutile perdonare un tradimento se poi ci si dedica ogni giorno a colpevolizzare il partner per averlo fatto. Per tale motivo, molto spesso, per superare il trauma del tradimento è necessario un aiuto professionale.

Nel tuo piccolo, assumiti la responsabilità del "cuore" del tuo partner; cerca di non pugnalarlo mai volontariamente e prometti a te stessa di essere fedele. L'amore è un impegno e, come tale, non va mai preso con leggerezza.

Se la tua relazione di coppia non ti rende felice, chiedi aiuto a un terapista qualificato, anziché cercare conforto in qualche scappatella. O, meglio ancora, fatti coraggio e affronta la questione con il partner. Il dialogo è sempre la cura migliore.

Essere fedele nei confronti di una persona significa esserlo su tutti i livelli, non solo da un punto di vista sessuale. Ciò implica sia una fedeltà fisica che emotiva. Alcuni ritengono che stabilire un legame intimo con qualcun altro, limitandosi a trascorrere del tempo insieme, non sia dannoso per la coppia, ma non è così; con il tempo la tua relazione ne risentirebbe sicuramente.

Il secondo passo, sarà quello di garantire il giusto spazio al tuo partner e incoraggiare il rispetto reciproco. Siccome dobbiamo lavorare per sviluppare la fiducia della coppia, è bene sapere che essa trova terreno fertile solo in ambienti sani e sicuri. Accantona le ripicche, i cattivi pensieri, gli insulti verbali e la prepotenza fisica. Tutti questi elementi non fanno che annientare il vostro rapporto, aumentare le barriere che si frappongono fra voi e innescare un circolo vizioso da cui è quasi impossibile uscire illesi, soprattutto psicologicamente. Prestate anche attenzione ai gesti di rifiuto continui, che costringerebbero il partner a dubitare di voi o di se stesso, generando inutili timori.

Un'altra cattiva abitudine da correggere quanto prima è la mania di controllo! Anch'essa è molto dannosa: non puoi controllare ciò che non ti appartiene né dovresti sentirne il bisogno (se ti fidi dell'altra persona). La persona amata non è di tua proprietà. Quindi non aggrapparti alla presenza, o all'assenza, del partner in modo ossessivo e possessivo. Non farai altro che soffocare l'altra persona che, in risposta, inizierà a tenerti nascosti anche gli spostamenti più innocenti per evitare sciocche discussioni e sensi di colpa. Ad esempio, non fare ostruzionismo se il tuo partner ti confida il desiderio di passare del tempo da solo in compagnia del suo gruppo di amici. Mostrati d'accordo e sprona queste iniziative affinché l'altra persona non si debba mai sentire "in trappola". Se lui uscirà con gli amici, tu potrai fare lo stesso organizzando una birra al pub con le tue amiche di sempre. Non dovete mai isolarvi e devono esserci degli spazi in cui ognuno agisca in autonomia. L'amore non dovrebbe mai porre dei limiti alla libertà dell'individuo. Ciò nonostante, è comunque legittimo parlare di quali comportamenti siano accettabili e quali no. Per esempio, se un membro della coppia desidera andare in discoteca con gli amici, ma l'altro ha delle perplessità a riguardo, sarà fondamentale parlarne per prevenire eventuali problemi o malumori futuri.

Un altro importante tassello del puzzle è quello di non avere mai la pretesa di cambiare il tuo partner. Ovviamente, si spera che ci si sia innamorati di una persona per i pregi e anche i difetti che possiede. Non bisognerebbe mai instaurare una relazione con la speranza che il partner faccia dei cambiamenti per te. Anche perché sarebbero dei finti cambiamenti: la vera natura di una persona prevale, con il tempo, su tutto. Devi amare sinceramente l'altro, così com'è. Se vuoi che cambi, forse non è la persona giusta per te.

Dovete amarvi per la vostra essenza, non per ragioni come i soldi, un lavoro stabile, la famiglia che ormai si è affezionata, l'aspetto fisico o, nel peggiore dei casi, la solitudine!

Una volta mi capitò di chiedere a una donna quale fosse il suo uomo ideale e cosa cercasse in quel momento. Mi rispose candidamente che, visto che era avanti con l'età e che, tra l'altro, era disoccupata, si sarebbe fidanzata con chiunque fosse interessato a lei. È inutile dire che rimasi allibito da questo discorso; inoltre l'aspetto più grave è che in seguito conobbi tante altre persone che la pensavano come lei.

Queste ragioni non sono certamente un collante per reggere le intemperie della vita di coppia. Entrambi i membri di una coppia hanno bisogno di sapere di essere amati per quello che si è, e non per altri futili motivi che, peraltro, potrebbero mutare da un momento all'altro.

Il tuo rapporto d'amore deve basarsi su ragioni solide.

La tua relazione non deve essere un "tappabuchi", bensì dovrebbe trovarsi in cima alle tue priorità. Sebbene tu possa avere piacere a uscire con gli amici, praticare sport, studiare in vista della laurea o fare degli straordinari per ottenere la promozione, dovresti trovare sempre il tempo da dedicare alla tua metà. Dal momento in cui si dà per scontata la presenza dell'altro, qualcosa si è già incrinato. Se ami profondamente, non puoi permetterti di trascurare il partner, sapendo di negargli le attenzioni che merita. Mantieni ben chiaro cos'è importante per te. Mantieni fede al tuo cuore.

L'amore non è come lo dipingono i film hollywoodiani. Chi è convinto di questo, verrà bruscamente deluso dalla realtà. Una relazione, per quanto sana e felice, genera delle continue evoluzioni e involuzioni. Abbiate coraggio, rimboccatevi le maniche e non sventolate bandiera bianca alle prime difficoltà. Fraintendimenti, litigi e discussioni possono capitare. Fai in modo che un normale disaccordo o sfogo di rabbia non costringa il partner a temere di essere abbandonato. Impegnati, dunque, a non minacciare mai l'altra persona di andartene.

Fase 2
Mettere in pratica la fiducia

Siate abbastanza prevedibili. Come? Cos'hai appena letto? Lo so che stai storcendo il naso. La parola "prevedibile", soprattutto se contestualizzata in una relazione d'amore, fa pensare alla noia, vero? Devi però considerare che specialmente agli inizi di una relazione, entrambe le parti spremono le meningi per pianificare ogni momento insieme, rendere ogni week-end speciale con viaggi, attività particolari, eccetera. Tuttavia, per instaurare un rapporto duraturo, è più salutare di quanto non si pensi mantenere una vostra routine. È bello ed emozionante cercare di rinnovarsi e sorprendere il partner in mille modi, ma una certa stabilità e la ripetitività e specificità di alcuni riti sono aspetti basilari. Una vita di coppia monotona potrebbe suonare come noiosa, ma perché le cose funzionino a lungo termine è necessario che siate abbastanza prevedibili. La fiducia si basa anche sulla affidabilità e prevedibilità.

Per instaurare un rapporto di fiducia, devi prima di tutto dimostrare al partner che sei meritevole di tale fiducia. Per questo devi essere affidabile. Il tuo partner sa di poter contare su di te? Sei certa che il tuo partner abbia alcuni comportamenti, a prescindere dalle circostanze? Se hai questa sicurezza è perché conosci approfonditamente la tua metà e tale sicurezza genera fiducia e stabilità.

Per esempio, se hai detto che rincaserai massimo a mezzanotte, cerca di mantenere fede alle tue parole e di rispettare l'orario che hai indicato. Sii puntuale e, se proprio le circostanze ti costringono a tardare il rientro, abbi la premura di avvertire e di dare qualche spiegazione (così eviterai preoccupazioni e dubbi). La coerenza è uno dei fattori chiave della fiducia. Se quattro volte su cinque arriverai in ritardo senza esserti nemmeno presa la briga di comunicarlo a tempo debito, passerà il messaggio che ritieni le tue esigenze di gran lunga più importanti di quelle del partner.

Amore non significa solo prendere, ma anche dare. Entrambe le parti devono sforzarsi di mantenere fede agli impegni presi.

Non sforzarti di celare il tuo pensiero e la tua opinione. Più di chiunque altro, il tuo partner dovrebbe essere in grado di decifrare le espressioni del tuo viso, anche quelle più velate. In alcuni contesti, questa complicità potrà farvi sentire gli unici che realmente si capiscono; tuttavia è anche un'arma a doppio taglio. Se un giorno tu volessi omettere qualcosa, mentire e nascondere sentimenti o fatti accaduti che potrebbero generare una discussione, l'altra persona potrebbe accorgersi delle tue intenzioni anche solo con uno sguardo. Ciò sarebbe molto grave, perché, nel peggiore dei casi, il partner potrebbe cominciare a dubitare della tua sincerità e sentirsi tradito per quello che gli hai nascosto (anche se con le migliori intenzioni).

Sapere di potersi fidare ciecamente delle parole altrui ed essere liberi di esprimere ogni pensiero senza timore, consente di costruire un legame forte e di valore.

Verità e Trasparenza. Ripeti ad alta voce questi due importanti concetti e fa' sì che diventino un tuo stile di vita. In una relazione di coppia di successo, devi essere sempre sincera, anche a costo di dire verità "scomode", con tatto, senza ferire il partner. Inoltre, dovrai abituarti a essere limpida come l'acqua: le menzogne e i segreti non sono compagne fedeli e non puoi lasciare che s'insinuino nella tua vita di coppia. Come forse già sai, presto o tardi, la verità viene sempre alla luce e le conseguenze del non essere stata completamente sincera distruggeranno la fiducia, rovinando la tua relazione. La fiducia, accresciuta negli anni, può essere spazzata via in pochi attimi, anche per una piccola bugia banale.

Sebbene molte persone debbano prendere ancora confidenza con la capacità di esprimere i propri sentimenti senza riserve, questo scalino è una tappa fondamentale per completare la salita. Ricorda che nulla è scontato nel mondo. E anche se i vostri gesti sprizzano amore, fedeltà, passione e chi più ne ha più ne metta, è necessario saper anche comunicare i propri sentimenti d'amore nel modo giusto. Non possiamo pretendete che l'altra persona indovini cosa proviamo o cosa vorremmo che facesse per noi. Sarebbe un rischio controproducente.

Entrambe le metà dovrebbero dunque attenersi a questa regola non scritta. Il fatto che solo uno dei due veda i propri bisogni perennemente soddisfatti potrebbe farlo sentire fin troppo viziato; mentre l'altro soffrirà invece di un'eccessiva trascuratezza e, a poco a poco si insinuerà in lui il risentimento. Nessuno dei due scenari è auspicabile.

Il partner va ascoltato, rispettato e vanno presi in considerazione i suoi desideri. Tuttavia, bisogna anche sapere dire di "no" in alcune occasioni. A volte bisogna impartire qualche rifiuto (e, viceversa, accettarne di buon grado alcuni) perché per diversi motivi (impegni di lavoro, occasioni conviviali in famiglia, uscite goliardiche con gli amici, eccetera) bisogna soddisfare anche se stessi e gli altri. Tutto ciò non farà che incrementare il rispetto nei tuoi confronti. Non farti mai sottomettere né trattare come uno zerbino. A lungo termine, il fatto di prendere posizione e importi quando ce n'è la necessità, contribuirà ad aumentare la fiducia reciproca.

Fase 3
Fiducia nel proprio partner

Credi nelle capacità del tuo partner. All'uomo piace sentirsi importante, essere il tuo eroe: è la sua natura. Parti sempre dal presupposto che la tua metà voglia fare del bene e che stia facendo il possibile per ottenere il meglio per entrambi. Se parti prevenuta e ritieni che lui stia sbagliando perché non ha le competenze né le capacità per affrontare una certa situazione, metterai in pericolo la tua fiducia nei suoi confronti e viceversa. Se hai dei dubbi sulle sue convinzioni, magari poco supportate dalle tue conoscenze, il procedimento migliore da seguire è un confronto aperto, sincero e affettuoso. Insieme potrete trovare una soluzione costruttiva e mantenere solida la vostra fiducia reciproca.

Se vuoi fiducia, tu sarai la prima a doverla concedere. Non essere ipocrita: come pensi che lui possa fidarsi di te se a tua volta dimostri di non fidarti di lui? La reciprocità è un altro concetto che deve camminare a braccetto con fedeltà e sincerità.

Le relazioni di coppia felici non possono esistere in mancanza di uno scambio vicendevole di fiducia. A dispetto delle spiacevoli esperienze che ti hanno segnata e che ora ti mettono in guardia, dovrai accantonare una volta per tutte la tua vulnerabilità. Se tendi a essere molto insicura, puoi mettere a repentaglio la solidità della tua relazione. Ricorda che fin quando i fatti non dimostreranno che lui abbia fatto uno sbaglio, il tuo compito è quello di avere piena fiducia nella persona che ami.

«È meritevole della mia fiducia, fino a prova contraria!» Concedi sempre il beneficio del dubbio. La tendenza ad aspettarsi che accada sempre il peggio in ogni situazione è un chiaro indicatore di una mancanza di fiducia. Solo perché non ti ha telefonata non significa che ti tradisca. Avere fiducia in una persona significa essere sempre disposti a concederle il beneficio del dubbio. Ogni persona merita l'opportunità di spiegarsi prima che l'altra tragga le sue conclusioni, che altrimenti non sarebbero obiettive.

Rispetta la sua privacy. Un'abitudine che ha preso piede con l'era moderna, è quella di impossessarsi del cellulare del partner in frangenti insospettabili (magari anche in sua assenza!). Cosa ti aspetti di trovare? Pensi che non ti dica tutto? Ritieni che stia agendo alle tue spalle? Allora non ti fidi.

Uno di voi, o entrambi, ha impostato una password di accesso al proprio telefono? In caso di risposta affermativa potreste avere dei problemi a fidarvi l'uno dell'altra. Le coppie vincenti, non hanno bisogno di ricorrere a questi sotterfugi e, anzi, rispettano la privacy altrui pur avendo libero accesso alle rispettive informazioni.

Ritenere ad esempio che la persona che sta telefonando al tuo partner possa essere una minaccia per la vostra relazione, significa essere di fronte a un grave problema di fiducia che deve essere affrontato col dialogo. Il mio consiglio, in questi casi, è di smettere di nascondere la polvere sotto il tappeto: prendi in mano le tue difficoltà e imbastisci un dialogo sano col tuo partner.

TROVARE NELLA SUOCERA UN ALLEATO

Supponiamo che tutto stia procedendo per il meglio e il tuo lui voglia portarti a casa sua per presentarti alla famiglia (altro che primo appuntamento, queste sì che sono le vere ansie!). Parliamo di "suocera" ovviamente per non ripetere "la mamma di lui" decine di volte e per augurarci che, nel tempo e grazie a questi preziosi consigli sui rapporti di coppia a lunga durata, possa davvero diventare tua suocera! Ogni relazione potrebbe essere quella giusta, quindi non prenderla mai sottogamba, o creeresti danni permanenti.

La suocera rappresenta uno scoglio immenso per molte donne. Piacere alla suocera in certi casi è impossibile ma: «Ogni scarrafone è bello alla sua mamma», dice un famoso detto napoletano, e quindi per una madre è molto difficile non essere protettiva e gelosa del proprio figlio maschio. Ma addirittura potrebbe essere ostile nei confronti della nuora. È un classico, alcune volte, che la suocera pensi: «Mi vuoi portare via mio figlio». Lungi però dal fare di tutta l'erba un fascio, ci sono delle accortezze da usare per conquistare la propria suocera, o almeno instaurare un rapporto civile.

Ma come gestire il primo appuntamento con i suoi?

Uno dei problemi che spesso ci si pone è cosa portare in dono. Non ti consiglio di portare regali costosi: meglio che la suocera non pensi che tu li voglia "comprare". Non ti consiglio nemmeno di portare l'album delle fotografie della tua vita: sarebbe strano e troppo intimo per un primo appuntamento conoscitivo. Porta invece qualcosa di modesto, come una bottiglia di vino o un pacco di cioccolatini. Solo se sei brava in cucina, potresti portare un dolcetto fatto con le tue mani; ma questo non è assolutamente necessario.

Uno degli errori da evitare al primo appuntamento con la suocera è quello di contraddire il tuo partner o riprenderlo davanti ai suoi. Se lo farai ti considereranno una iena, con tutte le conseguenze negative immaginabili.

Una volta, una mia ex che era venuta a conoscere i miei, mi riprese davanti a loro solo perché non avevo chiuso la porta del bagno dopo aver lavato le mani. È inutile dire che non ci furono altri appuntamenti con quella ragazza.

Pertanto, tieni a freno la lingua, soprattutto se devi riprendere il tuo partner davanti a sua madre!

Cerca di essere naturale e gentile a tavola: parla delle tue passioni, dei tuoi desideri, mostra interesse nei confronti dei genitori del tuo partner con domande discrete.

In linea generale, per ingraziarsi la suocera, non bisogna mai mettersi contro di lei. Se la suocera è un peperino, lancia frecciatine o vere e proprie offese, meglio lasciar correre e soprattutto mai lamentarsi con il proprio partner: in fondo di mamma ce n'è una sola ed è normale che lui ne prenda le difese, anche se indifendibile.

Non mettersi contro la propria suocera vale per qualunque campo e soprattutto in cucina: la novella sposa può essere anche uno chef di qualità e la suocera un disastro tra i fornelli, ma al tuo amore piacerà sempre e comunque la cucina della propria mamma. Questo è uno dei fattori su cui si deve tacere, ingoiare il rospo e andare avanti.

Un consiglio, poi, per far colpo sulla propria suocera è trascorrere del tempo di qualità con lei, magari prendendo un caffè o un tè insieme, oppure aiutandola in cucina, naturalmente non prendendo un ruolo preponderante in questo luogo, se lei lo considera sacro. Si può offrire il proprio aiuto anche in altri campi, come spiegarle il funzionamento di un nuovo telefono cellulare, oppure semplicemente accompagnarla a fare le commissioni, se è avanti con gli anni. Lo apprezzerà sicuramente.

Per poter rompere il ghiaccio con la suocera sono necessari anche i complimenti, ma senza scadere nella falsità o nell'adulazione. Un complimento sincero e spassionato fa sempre molto piacere: si possono dire delle cose carine sul modo in cui la suocera ha arredato la propria casa o sul gusto nel vestire classico, o anche sulla cucina. Ci sono delle suocere che preparano dei manicaretti straordinari, anche se non hanno un buon carattere: in fondo tutti hanno dei pregi; basta saperli cercare e non predisporsi con pregiudizio.

Telefonate e visite di cortesia possono essere un buon metodo per conoscere la propria suocera. Ci sono delle suocere con cui è anche piacevole passare il tempo, ma non ci si deve fare delle illusioni: mai e poi mai si può diventare delle figlie adottive, anche se loro si comportano in modo materno.

Ricorda che la famiglia è per sempre, come per te, anche per il tuo partner. Quindi trova degli alleati ma mai degli avversari, poiché non è detto che tu possa vincere contro i suoceri!

Cosa fare se invece la suocera si comporta come un'arpia nel tempo? Cerca di mantenere un rapporto civile e non contraddirla anche se ti attacca. Comportandoti in questo modo, molto probabilmente, sarà il tuo partner a prendere le tue difese nei confronti della madre.

Un ultimo consiglio. Se è presente la nonna, cerca di ingraziartela a mani basse! Guadagnerai mille punti in più nei confronti del tuo partner. Conosco amici che amano più le nonne che le mamme. Per questo, non trascurare questo suggerimento!

FARSI SPOSARE DA UN UOMO

Forse l'idea di sposarti ti scatena un prurito intenso ed espanso per tutto il corpo, oppure sei una di quelle persone che sogna questo magico momento fin da quando aveva ancora i denti da latte. Colombe bianche in volo, fuochi d'artificio, invitati in ghingheri, la marcia nuziale in sottofondo che rimbomba fra le mura di una chiesa in festa, il lungo vestito bianco, le damigelle, il taglio della torta, eccetera.

La verità è che ognuna deve poter coronare il suo sogno d'amore eterno come meglio ritiene opportuno, con o senza matrimonio.

Tuttavia, siccome la maggior parte delle donne, quando incontra il suo uomo ideale, già sente le campane, ho pensato di dedicarvi questo capitolo per aiutarvi a capire quali sono le qualità e gli atteggiamenti della donna che mettono letteralmente "in ginocchio" un uomo fino a convincere persino i più scettici ad allungare un diamante e chiedere la mano!

Farsi sposare è un'arte e, come tale, richiede dedizione, astuzia e strategia.

Amati. Tu ti ami? Cos'è che non ti piace di te (sia fisicamente sia caratterialmente)? Pensaci. Per come sei ora: tu ti sposeresti?

Sii onesta con te stessa, prenditi del tempo per un esame di coscienza e smussa quello che non ti piace. Se non sei felice di come sei, come puoi pretendere che gli altri lo siano?

Non trascurare mai la tua autostima! La seduzione parte appunto dall'autostima.

Esalta la normalità. A dispetto di quello che si vocifera, un uomo serio dà importanza alla genuinità. Noi uomini (come tutti, del resto) siamo bombardati da stereotipi femminili con evidenti tracce di chirurgia estetica, capelli tinti o con extension, chili di trucco spalmato in faccia; ma difficilmente è quello che desideriamo al nostro fianco. Sii naturale, distinguiti con classe ed eleganza, senza atteggiarti. Lascia che lui conosca la vera te, perché è con quella che dovrà convivere per il resto della vita.

Comunica. Lo abbiamo già ripetuto più volte, ma non è mai abbastanza! Il segreto per tenere in piedi una relazione e, in questo caso, un matrimonio, è la comunicazione. Nel bene e nel male, digli cosa provi con sincerità.

Sii emotivamente stabile e matura. A chi non conforta la stabilità? Vivere su delle montagne russe può essere eccitante per un periodo (di solito il periodo iniziale della relazione), ma difficilmente ci andrai a nozze.

Nonostante la vita frenetica, cerca di essere presente per il tuo partner, anche mentalmente ed emotivamente.

Esplora la tua sessualità. Da una scala da 1 a 10, quanto pensi sia importante l'intimità sessuale con il partner? Qualunque sia la tua opinione, lasciati dire che è un tassello fondamentale; pertanto non deve essere ignorato. Dimostragli che sei attratta da lui e non avere paura a fare la prima mossa: gli uomini vanno matti per le donne intraprendenti. A letto non mostrarti troppo rigida o puritana. Prosegui a briglie sciolte e lascia sfogare la fantasia, il divertimento e l'impulsività.

Gli uomini che vogliono sposarsi non sono alla ricerca di una coinquilina.

Obiettivi comuni. Se avete rimandato l'argomento troppo a lungo, potrebbe essere problematico affrontarlo a questo punto.

Sapete cosa volete l'uno dall'altra? State guardando nella stessa direzione?

Se tu stai cercando un uomo con cui avere dei figli, e lui puntava a una relazione superficiale, difficilmente potrebbe funzionare.

Tempo al tempo. Voi donne siete talvolta "frettolose" e questo può arrecarvi molti più danni di quelli che immaginate. L'uomo invece è cauto e tasta bene il terreno prima di impegnarsi. Noi uomini vogliamo conoscere bene una donna, esaminarla sotto tante sfaccettature, prima di legarci a lei. Ci si conosce, si è una coppia, e dopo un certo periodo si può prendere in considerazione il fidanzamento. Voi donne dovreste, su questo, prendere esempio dagli uomini, poiché a volte siete troppo frettolose e impulsive e per rimediare alle scelte sbagliate a volte passa tutta una vita.

Abbiate pazienza e valutate di essere compatibili col partner su tutti i livelli. Ogni aspetto richiede la propria tempistica.

Non parlate di matrimonio fino a che non lo farà lui, o fino a che non sia trascorso almeno un anno.

Divertimento. Sii ironica, divertente, spigliata e possibilmente con la battuta pronta. Se il divertimento diventa un vostro metodo di interazione di coppia, l'uomo non si stuferà mai di passare del tempo in tua compagnia; anzi assocerà la tua persona a un'accezione positiva, da far perdurare. Ovviamente non devi essere un pagliaccio: c'è anche il momento in cui il partner ha bisogno di sentire che sei intelligente e sensibile, ad esempio in situazioni critiche.

Sii affettuosa senza essere soffocante. In amore non valgono gli eccessi: Sono i dettagli che fanno la differenza: una carezza quando non se lo aspetta, una colazione con messaggi d'amore, un bacio al volo. Dagli degli assaggi di te durante la giornata, senza aspettarti nulla in cambio e indipendentemente dalla circostanza che lui ricambi.

Mostra sicurezza. Gli uomini cercano le donne sicure e di polso. Sei pronta ad affrontare qualsiasi evenienza? L'uomo non può che sentirsi privilegiato se ottiene la stima di una donna che è capace di cavarsela da sola e di cui ha un'alta considerazione. Si dice che, in una coppia, l'uomo è la "testa" e la donna è il "collo". Ecco, gli uomini amano le donne che gli fanno girare la testa nella giusta direzione.

Punti di forza. Far parte di una coppia significa essere complici, far parte di una squadra! Il tuo compagno deve essere stimolato, i suoi pregi esaltati e le sue lacune non vano rimproverate, ma al massimo ci si lavora insieme per colmarle. L'uomo ama tanto essere ammirato per le sue capacità; allo stesso tempo non ama essere sminuito in maniera distruttiva.

Ottimismo e positività. Sembrerà scontato, ma gli uomini detestano le negatività, la drammaticità e il vittimismo. Sei più di questo, coraggio!

Esplosione di gioia. Le donne felici sul "qui e ora", che "bevono" la vita un sorso alla volta, sono irresistibili agli occhi degli uomini.

Guardalo dritto negli occhi. Se il calore del tuo cuore è riflesso sul suo viso e ciò che provi per lui si intravede in una scintilla negli occhi, lui si scioglierà. Questo è ciò che annulla ogni dubbio, è il famoso "proiettile d'argento".

Umiltà. Essere umili non significa sottovalutarsi. Tutt'al più, una donna umile è colei che mantiene sotto controllo un ego che potrebbe risultare ingombrante e che mostra un sincero interesse per gli altri, senza secondi fini.

Romanticismo. Questa strada deve essere a doppio senso. Se esigi il rispetto, dona rispetto. Se ti piacciono i gesti di affetto, sii tu la prima a scaldarlo fra caldi abbracci e dolci baci. Agli uomini piacciono le donne generose di amore e di attenzioni. Siamo dei bambinoni!

Fagli desiderare di rimanere al tuo fianco. Fingere che il romanticismo non ti piaccia, facendo la sostenuta, lo allontanerà e lui potrebbe andare a cercare le attenzioni che tu non gli dai altrove.

Donna "da sposare". Gli uomini sono perfettamente in grado di uscire per molti anni con donne a cui sono interessati ma che non vedrebbero mai sull'altare al loro fianco! Alcuni uomini si accoppiano per solitudine anche con una donna che hanno già deciso di non sposare. Perciò, se vuoi evitare di perdere tempo inutile dietro a questi soggetti, se dopo sei mesi o un anno non hai mai sentito il tuo partner pronunciare frasi su progetti di matrimonio o di famiglia (con o senza di te), prova a fargli questa domanda: «Quali qualità cerchi in una persona con cui impegnarti a lungo termine?». Se risponde con qualità che ti appartengono, hai buone possibilità che sta pensando di sposarti (magari ha solo bisogno di un altro po' di tempo). Se invece i suoi complimenti sono per lo più legati all'attività sessuale, non è un buon segno.

Accettazione alla rinuncia. Avete mai considerato di trovare l'uomo dei vostri sogni, di instaurare una relazione perfetta, ma ahimè lui non ha nessuna intenzione di sposarsi? Ebbene, siete sicure di voler vanificare tutto per un paio di carte da firmare?

L'amore è quello che conta. Se il vostro partner è sempre stato onesto con voi, non cercate di fargli cambiare idea a tutti i costi e chiedetevi: «Questo amore vale il compromesso?» Niente abito bianco VS felicità e rispetto.

A voi la scelta. Considerate, tra l'altro, che, per amore e con le giuste strategie, anche i più incalliti playboy si sono trovati sull'altare.

Uscite ad hoc. Cercate di frequentare coppie felicemente sposate, possibilmente senza figli o con figli molto educati, così non gli verrà il panico.

Un buon esempio può sempre essere di stimolo.

Famiglia e amici. Ripetiamolo insieme: niente critiche alla madre né al padre. Crea con loro un buon rapporto; così come anche con la sua cerchia di amici. Trova il giusto equilibrio di confidenza, tale da non metterti in situazioni spiacevoli.

Bada bene a come ti relazioni con gli altri. Puoi dire addio all'anello e ai sogni di nozze sfavillanti se manchi apertamente di rispetto al tuo uomo flirtando senza pudore con un altro in sua presenza. L'uomo è orgoglioso e se lo ferisci in modo evidente, scapperà a gambe levate!

Sei viva: agisci di conseguenza. Non lasciarti appassire o questo influenzerà negativamente la tua relazione! Sperimenta nuove attività: inventa ricette, mettiti alla prova con nuovi sport, cambia le tue destinazioni di viaggio di volta in volta, ascolta nuovi generi musicali. Questo manterrà attiva la tua quotidianità e la renderà eccitante.

Se ogni giorno fosse uguale al precedente, ci sarebbe qualcosa di sbagliato.

"Vincere l'uomo, non la discussione". In ogni relazione, ci saranno delle discussioni. La chiave per risolvere i problemi non è semplicemente parlarne, ma anche discuterne in modo costruttivo. Non rinvangare questioni irrisolte: sono problemi del passato e lì devono restare. Non discutere di qualcosa con il tuo partner se quella determinata questione, a livello emotivo, ti può creare problemi. Se pensarci ti fa arrabbiare o ti rende triste, non parlarne con lui per il momento. Se lo farai, c'è la possibilità che le tue emozioni avranno la meglio, non penserai o comunicherai nel modo giusto e questo potrà portare a un litigio distruttivo. Discuti le varie questioni obiettivamente e con una mente aperta. Se vuoi che lui ti capisca, devi cercare di capire anche il suo punto di vista.

Fiducia. Dovresti fidarti del tuo partner al punto da ritenere che non ti tradirebbe mai. Se fai la gelosa, se vuoi limitarlo, avrai più possibilità che lui cerchi qualche diversivo altrove. Piuttosto, se lui vuole uscire con i suoi amici (come è giusto che sia), esci anche tu con le tue amiche! L'amore è anche scambio di esperienze.

CONSIGLI PER NON PERDERE UN UOMO

Ti sei mai chiesta perché il tuo ex ti ha lasciata? Quali errori potresti mai aver commesso? Quali sono le caratteristiche che un uomo proprio non tollera e che lo spinge a lasciare la propria donna, presto o tardi?

Sperare che cambi. Ormai vi conoscete da tempo, sapete l'uno i pregi e i difetti dell'altra. Prenderesti il pacchetto completo? Se la risposta è no, sappi che non potrai proseguire questa relazione, magari fino al matrimonio, con la speranza che cambi i suoi atteggiamenti o le sue abitudini. Le persone non cambiano! E se ti aspetti questo: o non lo ami abbastanza da accettarlo pienamente, oppure le tue continue insistenze rovineranno il rapporto e vi renderanno infelici.

Rifiutare il compromesso. Nessuno dei due otterrà tutto ciò che desidera dall'altro o, in generale, dalla vita. Le coppie che restano sposate a lungo sono sempre dell'opinione che il segreto di un buon matrimonio è il compromesso e la disponibilità a dare almeno quanto si speri di poter ricevere da quella relazione.

Lamentarsi. Non è bello essere negative. Dopo un po' è come ascoltare un disco rotto di continuo. Fidati. Di contro, non legarti a un uomo che si aspetta che tu sia tutta rose e fiori sempre, o sarai tu a essere infelice. Sii autentica, sii reale. L'autenticità è molto, molto attraente.

Pensare che per gli uomini il sesso sia tutto. Concedersi presto e spesso non farà necessariamente legare un uomo a te. Né tantomeno pensare che garantire al tuo uomo un'intensa attività sessuale sia l'unico ingrediente necessario per renderlo felice e appagato. Magari lo è per alcuni tipi di uomini, ma non per quelli che vorresti portare all'altare.

La durata della relazione non ha niente a che fare con quanto presto o con quale intensità si faccia sesso.

Aspetto fisico. Essere carine non basta per tenere un uomo con sé tutta la vita. La bellezza sfiorisce con gli anni: se hai un uomo che si impegna con te solo in base al tuo aspetto, avrai una vita infelice.

Non rischiare. Non preoccuparti per qualsiasi cosa e abbi il coraggio di lottare per ciò che desideri. Sii coraggiosa.

Vivere nel passato. Sì, il tuo ex non ha niente a che vedere con il tuo nuovo ragazzo. Se sei stata tradita, non significa che riceverai lo stesso trattamento! Quindi non far ricadere sulle spalle degli innocenti colpe che non hanno.

Gelosia. La gelosia è un seme davvero nocivo, da ambo le parti. Cerca di non calcare troppo la mano. Un po' di gelosia fa sentire il partner importante e desiderato, troppa gelosia indispettisce.

Critiche. Studi dicono che quando le persone criticano, chi ascolta tende a collegare i tratti criticati a chi sta parlando. Insomma, critichiamo gli aspetti negativi di noi stessi che inconsciamente vediamo in altre persone. Quindi fai attenzione all'uso delle parole.

Vanità. Nessun uomo vuole una moglie che crede di essere meglio di chiunque altro. Una sana autostima va bene. La vanità no.

Non cercare di controllare tutto. Se cerchi di controllarlo, non gli stai dimostrando il rispetto e la fiducia di cui ha bisogno per stare bene con se stesso.

Non umiliarlo o mettere in dubbio la sua virilità. Questo lo farà sicuramente scappare.

Controllati, e stai attenta a ciò che dici anche se sei arrabbiata, frustrata, eccetera. Non puoi rimangiarti le parole.

Non cercare riscontri continui. Non essere insicura del suo amore. Non chiedere ogni giorno se lui ti ama e se vorrà stare per sempre tra le tue braccia. Mostrare insicurezza produce il risultato di far diventare insicuro anche il partner.

In passato ero fidanzato con una ragazza che mi chiedeva ogni giorno se io l'amavo, se cercavo di meglio, se la ritenevo bella, se ero stanco di lei. Alla fine mi domandai: ma sono veramente innamorato di una persona così insicura? La risposta fu negativa.

MANTIENITI IN FORMA

Non trascurarti: ti sprono a mantenerti in forma.

È importante non lasciarti andare anche se il tuo ragazzo ti guarda con gli occhi del cuore e dice di amarti per come sei. Ti assicuro che a tutti gli uomini piacciono le donne che sono in forma fisicamente. Anche l'occhio vuole la sua parte.

Tuttavia non devi mantenerti in forma solo per piacere al tuo ragazzo; lo devi fare soprattutto per piacere a te stessa e stare bene fisicamente.

Inoltre, nella società moderna l'immagine è molto importante sia da un punto di vista lavorativo che relazionale. Meglio tentare di contrastare la cellulite, le smagliature, le imperfezioni sulla cute e le forme abbondanti. Lavora sodo per non avere remore a indossare dei pantaloncini attillati, il costume, eccetera.

Ora ti darò dei suggerimenti per mantenerti in forma nella vita di tutti i giorni: delle buone abitudini che ti aiuteranno a preservare la tua linea.

Ovviamente, affinché i risultati perdurino, dovrai seguire una dieta bilanciata e sana.

Se hai dei dubbi, o se vuoi perdere tanti chili in eccesso, ti consiglio, in ogni caso, di rivolgerti a un nutrizionista specializzato. Non fare di testa tua o potresti danneggiare la tua salute!

Cerca di essere sempre costante e determinata. Lo so che la vita di tutti i giorni è frenetica e ricca di tentazioni che non ti spingono a seguire una dieta sana: la festa con le amiche, la cena col ragazzo, il cinema con la famiglia. Tutte attività molto più entusiasmanti dello sport (per la stragrande maggioranza delle persone); però trova la voglia di infilarti le scarpe, gli indumenti sportivi e comincia ad allenarti. Quando vedrai i risultati e la tua figura snella allo specchio, ne sarai soddisfatta.

Fase 1
Fai del tuo nuovo stile di vita un mantra

Vivi per obiettivi. Poniti sempre degli obiettivi: semplici e realizzabili nel breve periodo, in modo da non demoralizzarti.

Imponiti di perdere due o tre chili; annotalo su un taccuino o da qualche parte; poniti un termine entro cui raggiungere il traguardo e persevera sulla cura dei tuoi muscoli e sulla eliminazione della massa grassa. Aumenta l'intensità dell'allenamento gradualmente, senza esagerare.

Perdere peso e mantenere il peso raggiunto richiedono due stili di vita differenti e due diete differenti. Adeguati ai tuoi obiettivi e non avere paura di cambiare abitudini.

Anche in questo contesto, ricordati di variare le attività o potresti finire con l'essere poco stimolata e abbandonare gli allenamenti.

Persevera. Lo so che sei tentata di non rinnovare l'abbonamento in palestra in corso, una volta che hai raggiunto determinati risultati positivi. È quello il momento più difficile, quello in cui tanti cedono. Hai smaltito i chili in eccesso e vuoi smettere di faticare ed impegnarti. Non cedere! Non sospendere l'attività fisica: devi continuare ad allenarti o presto sarai di nuovo insoddisfatta e vanificherai tutto quello che hai sacrificato con una vita sedentaria.

Il mantenimento dura tutta la vita. La resa non fa parte del gioco di chi vuole restare in forma. Mettitelo in testa: se vuoi avere un bel fisico, dovrai seguire una dieta equilibrata e fare delle attività fisiche continue. Non ci sono scorciatoie, né diete miracolose, né altri segreti. La costanza è l'unica fonte di benessere.

Non fraintendermi: qualche strappo alla regola puoi concedertelo, ma non deve prevaricare sulle buone abitudini.

Ad esempio, cerca sempre l'opzione più salutare quando ti rechi al ristorante ed evita di alzare troppo il gomito alle feste: gli alcolici sono molto dannosi se vogliamo mantenere la linea.

Fase 2
Mantieniti attiva

Cammina. Cerca di farti piacere le lunghe passeggiate, perché sono un vero toccasana! Ti faranno sentire più energica e solare. Non farti ingannare dall'assenza di sudore e di indolenzimento ai muscoli: non significa che quest'attività sia inefficace. Cerca di inserire qualche passeggiata nella tua quotidianità: al mattino presto, in pausa pranzo o al rientro dal lavoro. Tutto questo al fine di mantenere il tuo peso forma con qualche sano espediente all'aria aperta.

Se proprio non riesci a ritagliarti un'ora al giorno ad hoc per passeggiare, almeno sforzati di parcheggiare lontano dalla tua destinazione quando devi fare qualche commissione o hai qualche impegno. Trova dei parcheggi lontani dal supermercato, dal centro commerciale o dalla tua sede di lavoro. In questo modo, dovrai camminare per forza!

Non meno importanti sono le scale. Quando puoi, evita i comodi ascensori e fai tutte le rampe necessarie. Vedrai che beneficio per i glutei! E, per una ragazza, sai quanto sono importanti!

Un'altra sfida interessante e impegnativa potrebbe essere quella di spostarsi con i mezzi pubblici. Tolto ovviamente il vantaggio economico e ambientale, sarai anche costretta a camminare decisamente di più per raggiungere le fermate. Aiutati con Google Maps: ti aiuterà a pianificare i tuoi spostamenti in modo eccellente.

Prediligi il lavoro in piedi. Non sempre è possibile, lo so. Tuttavia, una vita alla scrivania può attivare sul nostro organismo spiacevoli meccanismi. Per evitare tutto ciò, il mio consiglio è quello di lavorare in piedi, in modo da favorire la circolazione sanguigna e mantenere il tono muscolare.

Sul mercato esistono moltissime scrivanie capaci di regolarsi in altezza o addirittura trasformarsi in una "standing desk". La tua salute ti ringrazierà e, quando sentirai la stanchezza dovuta allo stare in piedi molte ore, potrai comunque riprendere il tuo lavoro da seduta.

E se invece cambiassi la seduta? Se proprio non fosse possibile rinnovare la scrivania, potresti ripiegare sulla seduta. In tal senso, opta per una palla da ginnastica di medie dimensioni. Incredibile, vero? Tuttavia, sostituire una comune sedia con una palla da fitness ti aiuterà ad attivare i muscoli del cuore e mantenere l'attenzione.

Soprattutto all'inizio potresti avere qualche inconveniente nel mantenere l'equilibrio, ma non rinunciare a questa rivoluzione; tutt'al più procurati una palla speciale con capsula di ancoraggio. Questo modello offre meno vantaggi di altri, ma è pur sempre meglio della sedia.

Riunioni in movimento. Se devi partecipare a una riunione con i colleghi per la quale è indispensabile solo il confronto verbale o qualche breve appunto, proponi loro di prendere una boccata d'aria fresca e di passeggiare intorno all'edificio o lungo i corridoi, anziché andare in una sala apposita e stare seduti. Basta poco, se ci pensi, per mantenersi attivi ed energici.

Grazie alla tecnologia avanzata di cui disponiamo, ti basterà prendere appunti sul cellulare o registrare la riunione per poi lavorarci sopra in un secondo momento.

Fai le pulizie domestiche. Sorvolando sul tema dell'igiene e sui benefici del vivere in un ambiente pulito, c'è da dire che le faccende di casa coinvolgono il movimento e lo sforzo di molti muscoli del corpo. Quindi, unisci due benefici in uno!

I lavori che attivano maggiormente i muscoli sono: tagliare l'erba con il tosaerba a spinta (questo magari lasciatelo fare al partner), fare il letto, stendere il bucato e pulire i pavimenti.

Cammina durante le pause. Cerca di non stare seduta nemmeno quando puoi riposarti un po'. Alzati, fai qualche giro nei corridoi, sgranchisci spalle, gambe, collo e rinvigorisci la tua energia.

Fase 3
Routine aerobico

Scagliona gli esercizi. Può capitare che, nonostante l'impegno e la volontà di organizzarsi per tempo, ci siano degli impegni a cui è davvero impossibile rinunciare. Tuttavia, se vanno a influire sulla tua seduta in palestra, cerca di ritagliarti del tempo nei giorni a seguire per ripetere, magari a casa, gli esercizi che hai saltato il giorno precedente. Anche non tutti insieme, ma frazionandoli.

Prenditi tutto il tempo che ti occorre per la tua forma fisica.

Quante ore ti ci sono volute per rimetterti in forma? Riflettici e spalmale durante la giornata.

Dedicati agli esercizi più efficaci. È risaputo che ci sono alcuni esercizi più efficaci di altri, indipendentemente dalla tua conformazione o dalla tua preparazione atletica. Alcuni si prestano anche meglio al lasso di tempo che hai a disposizione.

Dedicati alla scelta di un piano di allenamento che faccia lavorare intensamente i muscoli del cuore, considerando che le braccia e le gambe vengono sempre coinvolte durante le normali attività quotidiane. A questo scopo, ad esempio, può essere utile camminare per raggiungere il parcheggio, sollevare le buste piene della spesa, pulire.

Qui di seguito ti riporto alcuni degli esercizi migliori per mantenerti in forma, anche da casa! L'unica cosa di cui hai bisogno è di un tappetino: non serve altro.

<u>Plank</u>. Nel caso non sapessi come eseguire questo esercizio, sappi che ti basterà assumere una posizione che ricorda quella dei piegamenti. Distendi il corpo rivolto con la pancia per terra. Solleva il peso sugli avambracci e sulla punta dei piedi e rimani in posizione. Immagina di essere un'asse con il tuo corpo. La schiena deve essere dritta e non inarcata. Sentirai lavorare moltissimo l'addome e, se stai svolgendo l'esercizio nel modo corretto, tremerai dalla fatica. Rimani più a lungo possibile in posizione, ma, per iniziare, quaranta secondi possono bastare; poi vai ad aumentare. La tensione che si crea tra le braccia e le dita dei piedi, dovuta allo sforzo di mantenere il corpo dritto, ti permette di allenare i muscoli del cuore, delle gambe, delle spalle, del collo e delle braccia.

<u>Squat</u>. Vuoi tonificare i glutei ancora di più perché non hai abbastanza scale da percorrere? Eccoti accontentata! Inizia col divaricare i piedi e cerca di tenerli paralleli alle spalle. La schiena deve essere dritta. A questo punto, piegati come se dovessi sederti su una sedia, senza sporgerti né in avanti né indietro. La pianta del piede deve essere ben premuta a terra.

Gli squat sono un esercizio completo e, se integri i pesi, possono allenare anche le braccia.

All'inizio concentrati sull'esecuzione e sul movimento corretto della posizione: una decina di ripetizioni possono bastare. Poi aumenta gradualmente.

<u>Burpees</u>. Detestati da tutti, i burpees hanno la capacità di coinvolgere tutto il corpo con pochi movimenti. Mettiti in piedi al centro del tappeto, poi abbassati fino ad accovacciarti e appoggiati sulle mani dando uno slancio deciso alle gambe, fino a raggiungere la posizione di piegamento - se vuoi aumentare la difficoltà, puoi anche procedere con un piegamento completo - poi accovacciati nuovamente e torna

in piedi con un salto energico con le braccia verso l'alto. Il tutto, va eseguito il più velocemente possibile!

Esercitati durante la giornata. Nel caso non avessi tempo da dedicare all'attività fisica, ti posso indicare in quali movimenti quotidiani non avevi mai pensato di integrare degli esercizi per il fitness!

Organizzandoti in questo modo, basteranno sessanta minuti al giorno per mantenere la tua forma impeccabile.

Immaginati in pigiama, pronta per andare a dormire. No! Fai un plank prima di infilarti sotto le lenzuola e sforzati per mantenere la posa per più di un minuto intero. Se vuoi, puoi aggiungere anche una sessione di piegamenti o riposarti 30 secondi e fare un altro plank a lunga durata. Puoi eseguire questo allenamento anche quando ti svegli, ma ricorda prima di scaldare i muscoli e allungarli per prevenire strappi e stiramenti.

Esegui qualche squat mentre sei intenta ai fornelli. Stai cuocendo la pasta? Riempi la pentola d'acqua e mentre aspetti l'ebollizione fai gli squat. Butti la pasta? Mentre aspetti, altri squat!

Cronometrati compatibilmente con i tempi di cottura.

Sei un'amante dei programmi televisivi, dei film o delle serie TV? Perfetto! Allora sincronizzati con le pause pubblicitarie e sfruttale per completare più burpees che puoi. Ormai le pubblicità possono durare fino a 10-15 minuti, quindi hai tutto il tempo.

Non ci avevi mai pensato, vero? Coraggio! Provaci.

Usa la bicicletta. Ti ho già fatto considerare altri metodi con i quali raggiungere il lavoro: ad esempio a piedi lasciando la macchina distante o con i mezzi pubblici.

Perché non usare la bicicletta?

Se abiti a massimo otto o dieci kilometri dalla tua sede di lavoro e hai la possibilità di darti una sistemata una volta arrivata a destinazione, la bicicletta potrebbe fare davvero al caso tuo. Vedrai quanti benefici.

Metti in spalla uno zaino con tutto l'occorrente per sistemarti viso e capelli, oltre che gli abiti da lavoro.

Coinvolgi i bambini. Fare attività fisica insieme ai bambini, è meraviglioso! Farai un favore a te e anche a loro e unirai i benefici del fitness a un tempo di qualità e di divertimento con loro. Inoltre, darai un buon esempio perché trasmetterai un messaggio fondamentale: fare sport è importante.

Insieme, potreste dedicarvi a:

- Fare una passeggiata;
- Nuotare in piscina, al mare o al lago;
- Giocare a rincorrervi in un parco o lanciarvi un frisbee o rincorrere un pallone;
- Correre su percorsi sterrati;
- Iscrivervi a un corso di arrampicata.

Attività sociale. E se tu non avessi figli? Beh, nessun problema. Approfitta della tua cerchia di amicizie o coinvolgi il tuo compagno di modo da unire lo sport con le relazioni sociali. Di solito ci si lamenta che non si ha abbastanza tempo per riunirsi con le amiche raggiunta una certa età, ma se sfruttate il tempo libero per convogliare questi due aspetti, otterrete il massimo risultato. Che si tratti di correre, o iscrivervi a un corso di pilates, fare attività fisica con un gruppo di amiche, permetterà a tutte di essere "trascinate" dalle altre e troverete una valida motivazione per andare anche nei giorni in cui non siete molto motivate.

Fase 4
Alimentazione sana

Parola d'ordine: cambiamenti. Ci hanno inculcato che per dimagrire servano diete drastiche con effetti immediati. Tuttavia, adottare questi sistemi non è la scelta più logica da effettuare se si vuole mantenere il peso forma. Può andare bene per perdere velocemente i chili in eccesso, ma non può perdurare nel lungo termine senza avere delle ripercussioni negative sul nostro organismo.

Ciò che fa la differenza sono i cambiamenti positivi nel proprio stile di vita.

Pensa che se hai una vita sedentaria e non pratichi attività fisica, potrai comunque mantenerti in forma smagliante se saprai adottare un regime alimentare sano e bilanciato. Il tutto sta nel mangiare il giusto per avere energie, evitando l'accumulo di grassi.

Porta al minimo i grassi trans e i carboidrati semplici. Eh? E quali alimenti li contengono? Semplice. Evita lo zucchero raffinato e le farine bianche: sono degli acerrimi nemici della linea. Li trovi anche nei prodotti da forno, nelle fritture e nei cibi trasformati.

In particolare: nella margarina, nei popcorn cotti al microonde, in certi surgelati e in molti prodotti da forno commerciali (biscotti, torte, pizza surgelata, eccetera).

Ogni tanto puoi sgarrare, ma non esagerare.

Relativamente ai carboidrati semplici che mettono in gioco le farine bianche, ovviamente bisogna ridurre l'assunzione di pane, pasta, cracker e riso bianco. Per gli zuccheri, invece, sarebbero da evitare i cereali per la colazione, le bibite gassate, i pasticcini.

Prediligi i grassi sani. Cosa sono? Come posso integrarli nella mia dieta quotidiana?

I grassi sani si trovano in grandi quantità nella frutta secca, nell'olio d'oliva, nei pesci grassi (come l'acciuga e il salmone) e nell'avocado. Aggiungendoli alla tua alimentazione, manterrai il tuo corpo in salute e curerai il muscolo più importante: il cuore!

Assumi proteine in quantità. Le proteine hanno molteplici funzioni, fra le quali mantenere la massa magra e donare la sensazione di energia che viene meno quando diminuisci la frequenza e l'intensità dell'allenamento.

Quando scegli le tue fonti proteiche, opta per quelle magre (proteine con quantità minime di grassi nocivi), ma assicurati che siano complete. Le proteine sono costituite da catene di amminoacidi che si trovano in diversi alimenti; perciò dovrai consumare quantità sufficienti di vari cibi per assimilarle.

Le migliori fonti proteiche includono: pollo senza pelle, uova, tacchino, salmone, acciughe, sardine, mandorle, ostriche, noci, arachidi, piselli e quinoa.

La frutta secca, i legumi e la quinoa non contengono proteine complete. Solitamente, per assumerle bisogna mangiare la carne o i prodotti a base di soia (la soia è l'unica fonte vegetale di proteine complete). Se sei vegetariana, assicurati di consumare molti legumi e frutta secca e variare le fonti proteiche per assicurarti che l'organismo riceva questo nutriente in forma completa.

Apporto di nutrienti. Se non vuoi ingrassare né continuare a fare sport sostenuto, è logico che tu debba introdurre nel tuo organismo meno quantitativo calorico rispetto a quando bruciavi con l'attività fisica. Questo significa che sarebbe meglio se, relativamente alle calorie che vai ad assumere, si concentrino più nutrienti possibili. Opta quindi per alimenti ipocalorici e poveri di grassi.

Gli alimenti ricchi di nutrienti includono: cavolo riccio, spinaci, broccoli, agrumi, mele, quinoa, fiocchi d'avena, orzo, lenticchie, fagioli bianchi e pesce.

Pasti proporzionati. Per mantenerti in forma, dovrai impegnarti a ridurre le porzioni, pur ricavandone il giusto apporto calorico in base all'attività fisica che andrai a svolgere.

Regolati in questo modo: un terzo del piatto dovrebbe essere composto da frutta e verdura (siccome prima abbiamo parlato di ridurre il quantitativo di zuccheri, ovviamente bisognerà sempre dare la precedenza alle verdure rispetto alla frutta); un terzo dovrebbe tenere conto dei cereali, mentre l'ultimo terzo rimanente dovrebbe essere composto da una varietà di proteine e latticini poveri di grassi (latte scremato, ricotta, eccetera).

Ricorda di consultare il medico per qualunque dubbio e prima di fare una dieta approssimativa e sbilanciata.

Esiste poi un altro trucchetto per ridurre i quantitativi di cibo: consuma il tuo pasto nel piatto pensato per gli antipasti (piatto piccolo), e aspetta quindici minuti prima di riempirlo di nuovo. Il più delle volte vedrai che il cibo sarà già sceso lungo lo stomaco e l'appetito sarà diminuito o cessato.

Mantieniti idratata. Il tuo corpo è composto soprattutto da acqua, lo sapevi? Perciò ne ha bisogno e, anche se non hai l'abitudine di farlo, cerca di sforzarti di bere molto.

Inoltre l'acqua ti permette di raggiungere un'illusione di sazietà, tenendoti a distanza da merende inopportune.

Se vuoi capire se stai bevendo abbastanza, guarda la tonalità delle tue urine: se è trasparente, significa che stai bevendo sufficientemente.

Fase 5
Consigli vari

Non arrenderti! Recuperare l'aspetto fisico desiderato e mantenerlo negli anni è un processo lento, difficile e talvolta frustrante. Per questo motivo spuntano come funghi libri e video corsi online su diete miracolose, allenamenti in casa e vari integratori.

Tutti ci provano a venderti un prodotto più o meno valido, ma la differenza la fa la volontà di cambiare e di migliorarsi. Solo se lo fai per te stessa riuscirai a raggiungere l'obiettivo. Se lo fai per qualcun altro, perderai solo tempo e getterai la spugna alle prime difficoltà.

Crea il tuo programma di allenamento. Chi può conoscere la tua routine meglio di te? Nessuno. Quindi, per mantenere viva la tua costanza, organizza le tue giornate e fissati dei giorni (possibilmente sempre gli stessi) in cui poter effettuare gli allenamenti sportivi.

Se ti affidi alla tua libera voglia di fare, questa potrebbe non scendere mai dal cielo e, di conseguenza, riprenderai un chilo dopo l'altro e, in men che non si dica, dovrai fare molti più sacrifici di quelli richiesti da una regolare attività fisica. Fai molta attenzione!

La regolarità è la chiave del successo.

La corsa è un antipasto. Grazie alla corsa puoi rinforzare i muscoli delle gambe ma, se non sei allenata adeguatamente o non hai delle buone scarpe ai piedi, potresti farti male. Inoltre, la corsa non si può certo dire che sia l'attività fisica più completa! È bene dunque praticarla, ma non avere paura di integrarla con altri esercizi.

Ad esempio, puoi provare a nuotare, di modo tale da far lavorare tutto il corpo. Puoi iscriverti a un corso di nuoto o effettuare qualche vasca in autonomia al mattino prima di recarti all'università o a lavoro.

Di alternative ce ne sono molte; devi solo trovare quelle che più ti si addicono.

App sportive. Posso consigliarti un'applicazione sbalorditiva e gratuita. L'App ideata dalla Nike, fruibile sia da Android che da iOS.

Sto seguendo personalmente i programmi di allenamento di questa piattaforma e i risultati sono formidabili; tuttavia vi metterà a dura prova!

Sul mercato ci sono moltissime applicazioni utili, però solo poche offrono servizi gratuiti.

Per questo motivo vi ho voluto segnalare questa in particolare.

Strappi alla regola. Vivere una vita di rinunce, anche se si ottiene un fisico scolpito, è un po' frustrante, non è vero? Per questo concedetevi qualche pasto in assoluta libertà, anche se di rado.

Mettiamo il caso che ti facciano impazzire i panini del McDonald's, non è che tu non possa mai più addentare un buon hamburger; però cerca di mangiare i loro prodotti al massimo tre volte al mese. Sono certa che tu sia già al corrente della qualità dei fast food.

Pallacanestro. Anche se è uno sport che, soprattutto in Italia, non riscuote molto successo, la pallacanestro è un ottimo sport per mantenersi in forma. Se conosci qualche campo all'aperto, in qualche parco della tua città, proponiti di fare parte di qualche squadra improvvisata. Questo ti aiuterà a espandere anche la tua rete di amicizie. E chissà se il tuo uomo ideale non sia proprio fra i giocatori o fra i tifosi.

Stordimenti o capogiri. Se mentre pratichi un'intensa attività sportiva cominci a sentirti stordita, soffri di capogiri o hai la nausea, significa che devi ridimensionare lo sforzo. Se godi di buona salute, lo sforzo è positivo (l'affaticamento muscolare permette alla massa magra di ricostruirsi nei giorni successivi aumentando di volume). Tuttavia, se sei affetto da un disturbo cronico o prendi regolarmente dei farmaci, consulta il medico prima di iniziare un programma di allenamento. Anche se alcuni consigliano di sforzarsi e continuare a lavorare nonostante il dolore, quest'ultimo può indicare qualche problema. Se sei in forma, un po' di disagio è plausibile, ma fermati immediatamente se il dolore si acuisce, altrimenti metti in pericolo la tua salute.

Se hai capogiri o ti senti male, fermati, riposati e bevi acqua. Non sforzarti oltre.

IL GIOCO DELLA SEDUZIONE OVER 50

"E se ho già avuto le mie chance in amore e non ho ancora trovato l'uomo giusto per me?"

Non c'è errore più grande che quello di credere che la vita finisca dopo i 50 anni: c'è ancora tempo per i gesti folli e sconsiderati, tempo per divertirsi, tempo per sbocciare, tempo per innamorarsi e soprattutto tempo per sedurre. Una donna a 50 anni non ha solo le carte in regola per sedurre ancora, ma ha tutto quello che le era probabilmente mancato durante le altre fasi della sua vita:

- La sicurezza di muoversi nel mondo senza inciampare;

- L'esperienza che ogni risata, ogni lacrima, ogni sospiro, ogni battito ha generato;

- La conoscenza totale del proprio corpo;

- L'indipendenza economica e quindi la completa libertà;

- L'incredibile bisogno di sentirsi ancora viva, libera, pronta ad amare.

Rimettersi in gioco, ricominciare, sedurre un uomo, innamorarsi: è tutto alla nostra portata, anche superati i cinquanta anni. Basta solo volerlo.

Avete presente Susan Sarandon? (Se non ce l'avete presente, andate a cercare le sue foto su internet e preparatevi a rimanere a bocca aperta!) Classe 1946, ha superato i settanta anni e non ha nulla da invidiare alle sue colleghe più giovani. Perché? Basta uno sguardo per rimanere incantati, un contatto minimo per sentire il bisogno di interagire con lei. Sapete cos'è che la rende così affascinante? Non è il botox o un taglio alla moda che la fa sembrare più giovane: sono proprio i suoi anni, che la rendono una bellezza di altri tempi. Vera. Impossibile da conquistare. Desiderabile. Esperta. Forgiata.

Ecco: le donne che dopo i 50 anni hanno voglia di sedurre, innamorarsi ancora, essere la Susan Sarandon di turno, possiedono tutti i requisiti per poterlo fare. La maturità data dagli anni rende una donna estremamente sensuale, padrona assoluta dei suoi pensieri, del suo corpo, della sua vita. Pronta a sentire ancora le farfalle nello stomaco e a far battere il cuore del fortunato che avrà l'onore di incontrarla. Il vintage non passa mai di moda! E il sesso a 50 anni può essere molto più gratificante di quanto pensiate.

Una volta mi trovavo in un hotel di Salerno collegato a una discoteca con una mia giovane fidanzata: ballammo e ci scatenammo fino alle quattro del mattino. Purtroppo però la mia dolce fiamma era straniera e alle otto aveva l'aereo per tornare al suo paese. Quello che ci sorprese è che alle sei e trenta del mattino qualcuno stava ancora ballando. E indovinate chi erano le più energiche? Le donne che avevano superato i cinquanta anni: avevano un'energia incredibile, quasi da far vergognare le giovinette. Inoltre, da quello che osservavamo, avevano fatto conquiste; in molti casi stavano anche con giovani carini e atletici.

A proposito. Una donna di una certa età dovrebbe crearsi il problema morale di stare con un uomo molto più giovane? Assolutamente no. In amore l'età non conta: contano i sentimenti e l'autostima. Per fortuna l'amore è anche irrazionalità e tutto può succedere. Poi se è tollerato che un uomo possa stare con una donna molto più giovane, perché non dovrebbe essere tollerato il caso inverso?

Qualcuna potrebbe chiedermi: e se un giovane mi volesse usare perché sono una donna ricca? Per prima cosa, ognuna ha la maturità per valutare l'uomo che la corteggia e per non fare scelte azzardate. Non è saggio fare un testamento o sposarsi dopo un mese di frequentazione. Inoltre, vi posso assicurare che molti uomini quando dicono che sposerebbero una donna ricca per soldi o per sistemarsi, lo dicono solo goliardicamente. In realtà la maggior parte degli uomini non vogliono dipendere o essere comandati da una donna senza amarla.

Io stesso ho avuto decine di occasioni per sposarmi una donna ricca. Alla fine ho scelto di sposare una bellissima e bravissima ragazza bielorussa, che ora non ha nemmeno un lavoro.

Inoltre, se anche un amore con un uomo molto più giovane nascesse per gioco, non è detto che col tempo non possano crescere i sentimenti. Conosco molte coppie composte da lei cinquantenne e lui trentenne, molto affiatate e mosse da sentimenti amorosi fuori dal comune. Indagando sugli esordi della loro storia, molti mi dicono che è nato tutto per gioco. Pertanto, cara lettrice cinquantenne, anche se ti capitasse una storia nata per gioco, non sottovalutare la forza dell'amore: al cuore non si comanda!

Dunque, in amore non ci sono limiti o conquiste impossibili da realizzare.

L'unico limite che una donna potrebbe trovare a 50 anni, nel tentativo di rifarsi una vita, è quello che si crea nella sua testa. Quando non si ha un appuntamento da troppi anni, infatti, paure legate all'aspetto, all'atto del flirtare, all'abbigliamento, a come comportarsi, sono più che legittime. Il punto è che una donna non ha bisogno di un *vademecum* per avere successo e sedurre un uomo: le serve solo tornare a credere in se stessa e lasciarsi andare. Buttarsi in pista e ricominciare a ballare.

Cara lettrice, non puoi pretendere di sedurre gli uomini se stai a casa e non esci; non puoi pretendere di sedurre se non curi il tuo aspetto e il modo di vestire da anni; soprattutto non attrarrai mai nessun uomo se pensi di essere brutta e di non meritarti più nessuna occasione per essere felice in coppia.

Quindi esci di casa: fai un corso di ballo; fai shopping; vai dal parrucchiere; vai a tutte le feste che puoi; fai tutto quello che ti rende felice.

Non dirmi che non hai tempo: il tempo, con la giusta motivazione, si trova sempre. O vuoi rischiare di sprecare il tuo tempo lamentandoti e invidiando chi è felice?

Agisci oggi e renditi attraente.

A questo proposito, penso che tu abbia trovato diversi preziosi consigli nei capitoli precedenti. Le tecniche di seduzione non cambiano a venti come a cinquanta anni. Tuttavia, ecco qualche altro piccolo suggerimento che può calzarti a pennello.

A 50 anni il carisma non manca di certo. Il punto è che, avendo trascorso troppo tempo con la persona sbagliata o in solitudine, ci si è dimenticate di quanto si possa essere attraenti, fuori e dentro. Ecco allora che non avrete bisogno di tirarvi a lucido per sedurre qualcuno, ma dovrete **andare alla ricerca di ciò che vi fa**

stare bene e vi dona sicurezza, in tutte le occasioni: che sia una collana alla quale siete molto affezionate, un nuovo taglio di capelli o un filo di mascara, per rendere il vostro sguardo ancora più seducente.

Pensare al passato e a ciò che è andato storto non porterà da nessuna parte. Al contrario, le esperienze che alle volte pesano come zavorre serviranno a tirare fuori la vostra parte migliore, quella alla quale è praticamente impossibile resistere, a prescindere dall'età.

Per sedurre qualcuno e permettere di farsi amare, bisogna prima di tutto **amare se stessi**. Prendersi il giusto tempo per imparare a farlo, soprattutto dopo una delusione cocente, è il modo migliore per tornare a risplendere di luce propria, illuminando poi la vita degli altri. L'amore è giusto dietro l'angolo: prima di svoltare e prepararvi ad accoglierlo ancora una volta, fatevi trovare col vostro vestito migliore. Quello della felicità, indipendentemente dagli altri.

DOVE TROVARE UOMINI INTERESSANTI?

Per concludere questo manuale, poniamoci ancora un quesito fondamentale: dove posso conoscere uomini interessanti? (Questo se non sei già interessata a qualcuno in particolare e stai ancora cercando l'anima gemella!)

Innanzitutto decidete cosa volete: volete un'avventura o una relazione a lungo termine?

Se quello che cercate è solo una notte di passione, forse due, trovarlo non dovrebbe essere eccessivamente difficile. I luoghi sono quelli classici dell'abbordaggio facile e leggero:

* Discoteche;

* Pub;

* Concerti;

* Rave;

* E contesti di questo tipo.

Si tratta di posti in cui si va appositamente per divertirsi, socializzare e, spesso, per trovare qualcuno con cui concludere la serata senza troppe pretese né paranoie. Probabilmente non dovrete nemmeno sforzarvi di cercare l'uomo, poiché sarà lui ad avvicinarvi e, se vi piace, raggiungerete l'obbiettivo in men che non si dica.

Nel caso in cui, invece, quello che volete è trovare un uomo con cui costruire un futuro, potreste avere qualche difficoltà in più, data principalmente da due fattori:

- Gli uomini con intenzioni serie, in genere, non se ne vanno in giro fischiando dietro a tutte le gonnelle;

- L'approccio è, necessariamente, più impegnativo.

Per incontrare un uomo serio e affascinante, non c'è un luogo prestabilito dove andare: tutto dipende da voi. Per prima cosa scoprite qual è l'uomo che fa per voi, dopodiché non cercatelo. Non dovete andare in giro in pieno stile "Lara Croft alla ricerca dell'Occhio di Iside"; ciò che dovete fare è creare le precondizioni perché Lui vi capiti tra le braccia senza che ve ne accorgiate.

Come farlo quindi cadere dal cielo?

* **Uscite di casa**: lui è là fuori da qualche parte, ma difficilmente verrà a bussare alla vostra porta di sua spontanea volontà;

* **Allargate la vostre cerchie di conoscenze, non necessariamente maschili**: più persone conoscete, maggiori sono le probabilità che tra quelle ci sia un Lui, o che Lui sia l'amico del fidanzato della sorella della tipa con cui avete fatto il corso di ceramica;

* **Seguite i vostri interessi e passioni**: vi porteranno da gente che li condivide e con cui saprete sin dall'inizio di avere qualcosa in comune; iscrivetevi a un corso di lingue: esperienze del genere hanno il pregio di avere una cadenza regolare, permettendovi di avere degli incontri fissi;

* **Prendetevi delle sane abitudini, ad esempio trascorrete la pausa pranzo sempre nello stesso posto, scelto accuratamente in base alle frequentazioni**: portate il cane al parco

ogni domenica alla stessa ora; niente aiuta a socializzare come dover separare le vostre due bestiole che si azzuffano;

- **Lasciate aperti degli spiragli**. Se andate in palestra, non tenete tutto il tempo il lettore mp3 nelle orecchie; almeno uno dei due auricolari lasciatelo pendere.

Se decidete di ampliare i vostri interessi, optate per un'attività bisex: un corso di ricamo difficilmente vi aiuterà a conoscere un uomo.

In breve, cercate di vivere una vita piena e socialmente attiva. Questo vi darà l'occasione di essere serene e appagate, di conoscere molte persone, e vi renderà più appetibili, perché, quando lo incontrerete, Lui non potrà non trovarvi interessanti se gli racconterete delle escursioni in montagna, delle corse a perdifiato col vostro cucciolo e di come siete riuscite a creare da zero il portaspezie della vostra cucina.

Infine, un eccezionale mezzo per conoscere uomini sono le chat. Non dovete essere diffidenti verso questo strumento di conoscenza moderno. Non è vero che frequentano le chat solo pervertiti o uomini complessati: ormai chattano tutti e si possono conoscere anche uomini seri ed interessanti.

Ovviamente, diffidate da chi parla di sesso fin dalle prime battute o da chi vi chiede di uscire immediatamente. Cercate di capire, conversando, se c'è feeling e se ci sono interessi in comune. Successivamente, prima di vederlo dal vivo, suggerisco di organizzare una videochiamata via Skype o simili. Se il desiderio di vederlo persiste, fissate pure un primo appuntamento dal vivo: meglio andare in un bar o in un luogo molto frequentato. Essendo un caffè un qualcosa di molto informale, se l'uomo non vi ispira, potrete benissimo trovare una scusa e andarvene.

Ma su quali chat iscrivervi? Io ho provato personalmente *Meetic*, *Badoo* e *Tinder*. Ma ce ne sono tante altre. Mentre per gli uomini è più difficile approcciare le donne via chat – ed infatti nel mio libro "I segreti del seduttore" ho dedicato un intero paragrafo su come conoscere in chat – per voi donne è un gioco da ragazzi! Infatti, considerate che le chat sono frequentate per l'80%, da uomini. Ne consegue che, appena vi iscriverete a una piattaforma ed avrete inserito una vostra foto carina, sarete sommerse di messaggi di uomini che vi vogliono conoscere!

CONCLUSIONI

Cara lettrice, spero che questa guida ti abbia illuminata su come tu possa conquistare l'uomo dei tuoi sogni. Se ti amerai, se crederai in te stessa, potrai conquistare qualsiasi uomo. L'autostima è alla base della seduzione.

Per raggiungere qualsiasi obiettivo, devi sentirti all'altezza di poterlo conseguire. Se non credi in te stessa, non potrai pretendere che un'altra persona lo faccia al posto tuo. Per questo motivo, quando vuoi conquistare l'uomo che ti fa battere il cuore e che ti fa sentire le farfalle nello stomaco, consideralo nella tua mente già tuo. Devi pensare come un assioma: «Questo bellissimo uomo presto sarà mio».

Durante il periodo di frequentazione iniziale, usa la tecnica dei segnali misti: un giorno sembrerai più disponibile; un altro dovrai sembrare più distaccata. Non devi dare mai l'impressione all'uomo di averti completamente conquistata. L'uomo è cacciatore e trova più soddisfazione a "catturare" le prede difficili che quelle facili.

Inoltre, in qualunque fase della relazione, non essere mai totalmente disponibile. Non lasciar mai credere all'uomo di averti a sua completa disposizione. Solo ciò che è lontano attrae. Se penderai dalle labbra di un uomo, certo non sarai seduttiva e rischierai anche che l'uomo si stufi di te.

Ogni tanto fai provare al tuo partner un pizzico di gelosia. L'amore è una conquista continua: se starai a casa a filare la lana e farai sentire troppo al sicuro il tuo uomo, smetterà di corteggiarti. Inoltre, avere dei corteggiatori, migliorerà la tua autostima. Con questo non sto certo dicendo che devi tradire. Anzi, il tradimento mina la fiducia e potrebbe distruggere una relazione a lungo termine.

Con queste considerazioni riassuntive finali, siamo giunti all'epilogo di questa guida e, sinceramente, ho un po' di nostalgia per le ore trascorse a scrivere questo libro.

La seduzione è un'arte complessa e non tutti i casi possono essere trattati in un manuale. Per questo, cara lettrice, ti comunico che non voglio lasciarti sola. Ho preso a cuore la tua storia e voglio aiutarti!

Se hai qualcosa da chiedermi in privato, se vuoi conquistare o riconquistare a tutti i costi l'uomo dei tuoi sogni e vuoi un mio consiglio puoi contattarmi – oltre che sui miei profili Facebook e Instagram – al seguente indirizzo e-mail: koatiyah@hotmail.it. Ti faccio questo piccolo dono: la mia consulenza gratuita!

Cara lettrice, come puoi immaginare, il passaparola, la condivisione e i commenti sono molto importanti per un autore emergente. Per questo ti chiedo, se ti è piaciuta questa guida, di scrivere una piccola recensione a questa mia opera.

Vivi. Sii felice ed amati. E l'amore vero saprà come raggiungerti!

Se vuoi approfondire la tematica della seduzione ti consiglio di leggere anche l'altra mia guida:

Relazioni di coppia felici – Seduzione e strategie per riconquistare l'ex partner

Ecco la sinossi.

Vuoi vivere felicemente una relazione di coppia?

Vuoi far rifiorire l'amore dopo un periodo di crisi con il tuo partner?

Vuoi salvare il tuo matrimonio, che sembra compromesso?

Vuoi riconquistare l'ex partner dopo la rottura del vostro rapporto?

Se la risposta è affermativa questa è la guida adatta a te, rivolta sia agli uomini che alle donne.

Francesco Cibelli, l'autore del best seller "I segreti del seduttore – Le tecniche del playboy", il maestro più amato e recensito in

Italia in materia di seduzione, dopo anni di studi di psicologia della coppia e tecniche sperimentate sul campo, ha creato questa guida utile a gestire i rapporti di coppia, sia nella fase fisiologica che patologica.

La prima parte è dedicata a fornire delle strategie orientate a far crescere l'amore in ogni fase della relazione, dall'innamoramento in poi. Particolare attenzione viene data alla crescita personale, alla differenza ontologica tra uomini e donne, alla seduzione anche in una fase avanzata della coppia e alla gestione dei conflitti.

Nella seconda parte l'autore, passo dopo passo, insegna una strategia pressoché infallibile per riconquistare il partner dopo la rottura del rapporto attraverso tecniche elaborate dagli psicologi più famosi in materia di relazioni di coppia e testate sul campo.

In questa sede il maestro della seduzione ci esporrà alcune storie di successo, personalmente vissute.

In questa guida troverai

✓Come vivere una relazione di coppia da sogno

✓Come far crescere l'amore, in qualunque stato della relazione

✓Come applicare la legge dell'attrazione e sedurre il partner ogni giorno

✓Come evitare i litigi

✓Come gestire i sentimenti negativi

✓Come gestire il tradimento;

✓Come salvare il matrimonio prima della rottura

✓Gli errori da non commettere quando finisce una relazione

✓La strategia No Contact

✓Le tecniche di self help per superare la sofferenza e diventare più seduttivi;

✓Metodi di seduzione ipnotica inversa

✓ Strategie di riconquista dell'ex partner

✓ Tecniche per riconquistare un partner dopo un tradimento

✓ Come gestire il rapporto dopo la riconquista

Ecco cosa pensano i lettori di questa Guida:

«Ero sull'orlo della rottura del mio matrimonio e non sapevo cosa fare. Ho letto questa guida e ho riscoperto come essere seduttiva con mio marito. Ora siamo più felici di prima!» Grazia Liorni

«Il mio fidanzamento stava per naufragare per colpa dei continui litigi e incomprensioni. Dopo aver letto questa guida ho capito come gestire i conflitti ed ora tutto procede bene». Andrea Sensi

«Il mio ex marito mi aveva lasciato senza un motivo apparente e stavo soffrendo. Questo libro mi ha insegnato una strategia semplice ma geniale per riconquistarlo. Grazie Francesco Cibelli!» Simona Longobardi

«*Ero disperato: la mia fidanzata mi aveva tradito e non rispondeva più al telefono. Volevo riconquistarla a tutti i costi. Con il metodo spiegato passo dopo passo in questa guida sono riuscito prima a recuperare i contatti e poi sono riuscito a prevalere sul mio rivale. Perdonare è una scelta e l'autore ci asseconda in questo percorso!*» Carmine Soriente

Infine, su alcune tematiche, potrebbe esserti utile anche quest'altro mio bestseller:

Sedurre le donne. I segreti del seduttore – Le tecniche del playboy

Ecco la sinossi.

Sedurre le donne è un'arte: quante ragazze ti stai perdendo perché non conosci le tecniche giuste? In questo libro scoprirai come rimorchiare efficacemente le ragazze migliori, attraverso tecniche di seduzione ipnotica e magnetica!

Questa guida rappresenta un codice esaustivo di strategie galanti, rivolto sia ai timidi e agli ingenui, sia ai maliziosi sperimentatori delle pratiche erotiche.

Per sedurre una donna non bisogna apparire romantici, amichevoli o "bravi ragazzi", ma occorrono tecniche, regole, artifici, esperienza.

Non tutte le donne sono uguali. Occorrono diverse tecniche di seduzione, a seconda della situazione concreta. In questo libro verrà dedicato ampio spazio alle tecniche di approccio nei contesti più disparati: luoghi pubblici, vacanze (sia in Italia che all'estero), università, cinema, discoteca, chat. Verranno svelati i misteri per ipnotizzare d'amore ogni genere di donna: l'ingenua, la timida, la donna con esperienza, la ragazzina, la donna matura o quella fidanzata.

Dopo la lettura di questa guida, scritta da Francesco Cibelli, uno dei maestri italiani più esperti nell'arte della seduzione, sarà alla portata di tutti conquistare qualunque donna, anche la più carina o altolocata.

Inoltre, alla fine del libro, l'autore riserverà al lettore una gradita sorpresa.

«*Sono un ragazzo giovane e non so ancora bene come approcciarmi con le ragazze, ma questo ebook mi ha aiutato a rimorchiare più ragazze nei bar e nei locali. Consigliatissimo a chi cerca consigli di seduzione!*» Francesco Tesei

«*Non ho mai avuto problemi ad avere ragazze, ma leggendo questa guida ho imparato come sedurre in modo magnetico e delizioso, effettivamente! Ora rimorchio ragazze anche alla fermata dell'autobus!*» Paolo Rieti

«*Le mie amiche mi parlano sempre di amore liquido, e di come saper parlare con le ragazze nel modo giusto per rimorchiarle e sedurle. Bè, in questo libro si trova una guida molto attuale e interessante su come avere una seduzione magnetica e deliziosa! Complimenti all'autore*» Fabio Persico

«*Con questo libro sedurre le donne sembra un gioco da ragazzi, ma sarà vero? Devo ancora provare molte delle tecniche, ma finora pare vada meglio nel rimorchiare ragazze. Quindi bravo all'autore.»* Enzo Dellera